Susanne Fajiron Schäfer

Das wichtigste Loch der Welt

Widmung:

Meiner Erdenplanet-Familie, allen voran meiner Mutter Bärbel (Maria Elisabeth) Schäfer, die bei meinen Schreib- u.v.m.-Aktivitäten stets im Hintergrund bleibt, obwohl sie erheblichen Anteil daran hat – dabei aber derart bescheiden ist, dass sie am liebsten auch diese Widmung nicht abtippen will …
So wie Sherlock ohne seinen Freund Dr. Watson oft aufgeschmissen oder Frodo in „Herr der Ringe“ ohne seinen treuen Sam nicht weit gekommen wäre, wären meine Bücher nichts ohne den Einsatz meiner Mutter.

Das Titelbild von Miriam Milster [nach einem Entwurf von Susanne Fajiron Schäfer] stellt, stark vergrößert und seitenverkehrt, den von natürlichen Falten und erworbenen Läsionen umgebenen Anus, wie ihn die Autorin im Lupenspiegel sah. Die Schulmedizin teilt den circumanalen Bereich wie ein Uhren-Ziffernblatt ein: „Risse auf 1 und 7 Uhr“ stellt also eine Positionsangabe dar.
Die Künstlerin hat erneut meisterhaft die Intention der Autorin bildhaft umgesetzt: einerseits schonungslos Klartext zu reden, dabei aber dennoch eine gewisse Ästhetik, eine lebendige Dynamik zu vermitteln – und das bei einem der denkbar heikelsten bis abstoßendsten Themen überhaupt.

Susanne Fajiron Schäfer

Das wichtigste Loch der Welt

oder:

Was ich erlebte, als man mir den Anus zerriss

GLARÉ

Bibliografische Information der Deutschen Nationalbibliothek
Die Deutsche Nationalbibliothek verzeichnet diese Publikation in der Deutschen Nationalbibliografie; detaillierte bibliografische Daten sind im Internet über http://dnb.d-nb.de abrufbar.

1. Auflage 2018

Postfach 500 717, 60395 Frankfurt/Main
www.glareverlag.de
Umschlag: Glaré Design
Umschlagbild von Miriam Milster

ISBN 978-3-930761-96-8

Inhalt

Vorwort

„Bevor du einen Menschen beurteilst,
gehe drei Monde in seinen Mokassins“
(Indianer-Weisheit)

Der Titel dieses Buches lässt viel Raum für Spekulationen …

Zweierlei sei vorab angemerkt:

1. Es wird hier nicht um irgendwelche „anrüchigen“ Dinge gehen, äh, jedenfalls nicht im moralischen Sinne.

2. Die Verfasserin will natürlich nicht beanspruchen, dass es nicht auch <u>andere</u> wichtige, ja überlebensnotwendige Löcher als das im Untertitel genannte am Menschen und in der Welt gibt; vielmehr bezieht sich die o.g. Überschrift mit leichtem, aber auch ernstem Augenzwinkern auf die spezielle Extremsituation eines individuellen Menschen.

Da sitze ich nun wieder einmal, Schriftsteller wider Willen, ein bisschen auch wie ein „Wallraff der Medizin“ (nur dass es immer <u>echt</u> und authentisch ist), und versuche ein Manuskript mit primär vier Zielsetzungen zu verfassen:

1. den wenig angesehenen Körperteil Anus tabulos und ohne falsche Scham jenseits des üblichen „igitt“ – Klischees als edles, ja faszinierendes Organ darzustellen,

2. einen medizinischen Dschungel getreu dem Motto „Abenteuer Diagnose & Co.“ zu beschreiben, diesmal jenen Fachzweig, der „Koloproktologie“ genannt wird,

3. mit alten, aber immer noch hartnäckig in der Bevölkerung festsitzenden Vorurteilen oder altbackenen Geschichten bzgl. Anus Praeter & Co. aufzuräumen und ein neues, positives Bild davon zu zeichnen,

4. das juristische (blühende, stinkende) Sumpfland, welches frivolerweise als Teil unseres sog. „Rechtsstaates" gilt, öffentlich aufzuzeigen, insbesondere betr. medizinischer „Kunstfehler" und „Gutachtertätigkeiten".

All dies wird zwar anhand einer persönlichen Einzelfallgeschichte vermittelt, die keinerlei Anspruch auf Allgemeingültigkeit erhebt, aber es werden vielfältige grundlegende Informationen mit hinein geflochten.

Sie mag Menschen, die auf die eine oder andere Weise ähnlich betroffen sind, vielleicht hier und da das eine oder andere Türchen öffnen, sei es innerlich vor sich selbst, sei es in Bezug auf ihr Umfeld.

Es wäre mir eine große Freude und Ehre!

Vielleicht liest ja der eine oder andere Arzt oder Jurist, der bei seinem Job noch Mensch geblieben ist, eines Tages meine Geschichte [die durchaus einen gewissen Unterhaltungswert haben kann – wenn auch auf eine manchmal etwas exzentrische, galgenhumoristische, im vorliegenden Fall fast schon makabre Weise]?

Wir leben heute in einer Zeit, in der die Sprache ständig mehr verflacht und verroht, was sich u.a. darin widerspiegelt, dass die letzten Jahre in den sog. <u>Bestseller</u>-Listen etliche „Werke" auftauchten, die bereits im <u>Titel</u> Worte wie „Scheiße", „Arschloch", „Scheißdreck" etc. in unterschiedlichen Variationen führten.

Ebenso durfte ich auf der Frankfurter Buchmesse Lesungen von „Erfolgsautoren" bewundern, die sich, ohne rot zu werden, einer Sexual- und Fäkalsprache bedienten, die man noch vor wenigen Jahrzehnten als pathologische Koprolalie bezeichnet hätte (d.h. Kotsprache, wie sie etwa im Rahmen des Tourette-Syndroms, einer Tic-Störung, auftritt – nur dass sie dort wesentlich sympathischer ist, weil die Betroffenen nichts dafür können).

Ich werde mich bemühen, nicht auf jene Ebene hinabzusteigen, bitte allerdings die zart besaiteten Naturen unter Ihnen um Entschuldigung, wenn ich an manchen Stellen die Dinge beim Namen nennen muss.
Es gibt Situationen, da passt es einfach nicht mehr, dezent von einem „Gesäß" oder von „Stuhl" zu sprechen (vgl. das Zitat von Stacey O'Brian, das ich im Rahmen der Kapitel über die Botulinum-Toxin-Experimente verwenden werde).

Ich habe das vorliegende Abenteuer dieses Mal fast mit dem Leben bezahlt, also möge man mich erst dann be- oder verurteilen, wenn man die letzten zwei bis drei Jahre in meinen Sandalen gelaufen bzw. gestolpert ist.

Nein, liebe Mitmenschen, das möchte ich niemandem von Ihnen wünschen!

In diesem Sinne wünsche ich Ihnen allen körperliche Gesundheit, einen offenen, wachen Geist und eine gelassene Seelenhaltung nicht nur beim Lesen meines „A...-Buches" …

Susanne Fajiron Schäfer,
Marsberg, Heiligabend 2016

[P.S.: Einige Namen von Personen und Schauplätzen wurden aus menschlichen und juristischen Gründen abgeändert. Ansonsten ist dieses Buch 100% authentisch. Ursprünglich war geplant gewesen, jede Menge Fachliteratur zu zitieren, doch schließlich ist das hier keine Doktorarbeit, zudem es den Lesefluss stören würde.
Jeder interessierte Laie kann dafür mit Leichtigkeit umfangreiche Informationen zu den jeweiligen Stichwörtern im Internet finden.

Bitte achten Sie dabei auf Art und Datum der konkreten Quelle, denn „Lehrmeinungen" ändern sich oft schneller als die Mode, und nicht alles ist seriös, was Google & Co. auf Knopfdruck herausspucken. Selber denken, beobachten und im Zweifelsfall auf den eigenen Körper hören ist dabei sicher von Vorteil.

Ich werde bemüht sein, die wenigen zum Verständnis erforderlichen Fachbegriffe und Sachverhalte an Ort und Stelle im Text mit einfachen Worten zu erklären und hoffe, dass dieser Stil Ihnen zusagt.

Wir haben manchmal, halb im Scherz, gemutmaßt, dass ich ein latentes Tourette-Syndrom haben könnte – was vielleicht die Entstehung des vorliegenden Buches überhaupt erst ermöglichte, denn es bedeutete bei allem Ernst auch eine zünftige Gaudi für mich.]

Pisspott-Geschichten ff.

„Weißt du, was geschieht,
wenn du auf einer reifen Frucht zu lange sitzen bleibst?
Sie fängt erst an zu riechen,
und dann beginnt sie zu stinken.“
(Meister OM-Parkin, Audio-Mitschnitt)

„Soll ich Baby-Lax holen? Soll ich?!“

Diese Worte stellen eine meiner allerfrühesten Kindheitserinnerungen dar, zusammen mit dem Bild eines sich riesengroß vor mir aufgebauten Mannes – offenbar der Vater – der hektisch vor einem Bücherregal auf und ab tigert und dabei drohend den Arm hochhält.

Klein-Susie sitzt auf einem Plastiktöpfchen, welches dafür konzipiert ist, dass Kleinkinder darauf ihre diversen Geschäfte verrichten sollen … und ist offensichtlich gar nicht geschäftstüchtig. Sie soll endlich ein Häufchen machen, will es ja auch, denn es drückt sie schon ganz furchtbar, aber irgendwie geht es nicht. Den Eltern missfällt das, deshalb droht der Vater, Baby-Lax zu holen.

Die Kleine heult vor Verzweiflung, weil sie ahnt oder aus Erfahrung weiß, dass dieses Abführmittel für Kinder eine unangenehme Verabreichungs-Prozedur beinhaltet, die ihr wie eine Bestrafung erscheint, obwohl sie doch gar nichts Böses angestellt hat. Im Gegenteil, sie leidet doch selbst am meisten daran, dass „nichts kommen mag“!

Damals mag ich höchstens zwei Jahre alt gewesen sein und konnte noch nicht so differenziert mit einem Ich-Bewusstsein darüber nachdenken, so sehr sich diese Episode auch ins Gedächtnis einbrannte. Es handelte sich wohl nicht um die erste und gewiss nicht die letzte zum Thema „Verdauen und Ausscheiden“. Meine Mutter berichtet, dass das Baby-Lax® evtl. gar nicht so oft geholt worden sei, aber dass ich praktisch von Geburt an, auf jeden Fall im frühesten Wickeltisch-Alter, fast immer nur, wenn überhaupt, harte „Hasenküttel" in der Windel gehabt hätte. Für sie war das sogar ausgesprochen praktisch und im Vergleich zu der Situation von Müttern, die ihre Babys mehrmals täglich aus breiigen Ausscheidungen herausschälen mussten, eine saubere, pflegeleichte Angelegenheit.

Dass so etwas nicht gesund sein kann, liegt auf der Hand, doch außer 0-8-15-Tipps vom Kinderarzt, wie z.B. „Aprikosen und Milchzucker essen, mehr trinken", gab es keinerlei medizinische Betreuung.

Vermutlich waren meine Eltern Opfer der pädagogischen Lehrmeinungen der 1960-er Jahre, welche nicht nur postulierten, die Mütter sollten ihre gerade erst entbundenen Kinder im Krankenhaus immer nur ganz kurz nach einem streng schematischen Zeitplan sehen und am besten gleich abstillen, wenn es nicht sofort klappte, und Flaschennahrung sei hygienischer etc. etc., sondern es galt, womöglich gar in Anlehnung an Sigmund Freud:

Kleinkinder, die nicht auf Kommando brav ins Töpfchen machten, wollten damit ihre Eltern drangsalieren. Da sie aufgrund ihres geringen Alters ansonsten machtlos seien, benutzten sie die Einhaltung und damit die Kontrolle ihres Stuhlganges, um auf diese Weise ihre Eltern zu kontrollieren.

Es wurde also eine bewusste oder unterbewusste Intention des Kindes, seine Umwelt manipulieren zu wollen, unterstellt, was man folglich nicht durchgehen lassen durfte. Körperliche medizinische Ursachen wurden gar nicht erst in Erwägung gezogen, womit auch für Gedanken, dass das Kind selbst der Haupt-Leidtragende der Angelegenheit sein könnte, kein Raum bestand.

Dass Drohungen und Druckmachen die Problematik noch verschärften, steht zwar heute sogar im Beipackzettel vom Baby-Lax®, fiel damals aber offenbar niemandem auf.

Nach Abschluss des Windel- und Pisspott-Alters veränderte sich nur das jeweilige Behältnis, in das man nun zu entleeren hatte, aber oft außer Pipi nichts entleert wurde.

Wenn ich selbst zurückschaue, kann ich mich an keine Zeit erinnern, zu der es nicht nur stets irgendwelches Theater rund um das Thema „Toiletten" (v.a. auf Reisen) gab, sondern zu der ich einmal nicht permanent unterschwelliges bis starkes Bauchweh gehabt hätte.

Da ich es nicht anders kannte oder mir einen Tag ohne durch Hohlkreuz und Steindarm vorgewölbten Unterbauch hätte vorstellen können, thematisierte ich es nur dann, wenn die Schmerzen so weit gingen, dass sie mich in eine horizontale Körperhaltung zwangen. Bei Unterhosen schnitt ich grundsätzlich das Gummi an oder heraus, und als Winter- und Motorrad-Unterziehleggings trug ich Herrengröße XL, ebenfalls am Bund eingeschnitten.

Obwohl der Waage nach normalgewichtig, eher an der Schwelle zum Untergewicht, konnte ich, insbesondere dann, wenn jemand mutmaßte, ich sei arg dünn, durch Anheben meines Pullovers eine stattliche „Bierwampe" präsentieren, die das besorgte Gegenüber schnell verstummen ließ. Oft trug ich so schwer an diesem Bauch, dass es meine Körperhaltung nach vorne krümmte, und nach größeren Mahlzeiten war für den Rest des Tages an halbwegs sportliche Aktivitäten gar nicht mehr zu denken.

Ich aß recht viel, trank noch viel mehr, dass die Mutter schon mutmaßte, ob ich evtl. „Zucker" (Diabetes) haben könnte – aber irgendwie schien das alles irgendwo im Körper zu versickern; fast nichts kam unten an.

Diese Phänomene begleiteten mich die ganze Schulzeit hindurch, auf Klassenfahrten, im Familienurlaub, in den Ausland-Arbeitsjahren, in der Lehr- und Berufszeit, zur Schiffsausbildung (mit katastrophaler WC-Situation), zu Übernachtungsbesuchen bei Freunden, und wenn ich während Seminaren bei Privatleuten einquartiert war (z.T. noch katastrophaler als auf den Yacht-Törns).

Sicher hat es meinen ganzen Lebensplan beeinflusst, weil ich ständig bedenken und lauern musste: Wo kann ich in Ruhe mein nächstes Häufchen legen?

Denn, wenn überhaupt, funktionierte der Entleerungs-Mechanismus nur, wenn es äußerlich hinreichend still war, niemand ungeduldig wartete oder sonstwie Druck ausübte, ja, wenn am besten niemand auch nur wusste, dass ich gerade auf der Toilette war. Vor allem benötigte ich eine Zeit „vorher", in der ich mich rein-mechanisch ausstrecken und in mich hineinhorchen konnte.

Dann, wenn ich eine Entleerungs-„Wehe" in der richtigen Intensität spürte, musste sofort ein Kübel bereitstehen, denn wenn ich den Impuls nicht gleich nutzte, verging die ganze Angelegenheit und kehrte für den Rest des Tages nicht mehr zurück. Nur das Bauchweh wurde dann stärker, und wenn dann nach langer Quälerei mal ein Lüftchen kam, roch das ziemlich obergärig.

Ich wüsste nicht, wann ich einmal Durchfall gehabt hätte, außer damals, als ich seit drei Monaten abgelaufene, in Plastik eingeschweißte Wasser-Notrationen und ebensolche „Soldatenkekse" im Rahmen einer Seenot-Rettungsinsel-Übung zu mir genommen und mir vermutlich irgendwelche Keime eingefangen hatte, die sogar meinen Steindarm kapitulieren ließen und zu gleichzeitigem Erbrechen führten (wogegen ich normalerweise ebenfalls immun war).

Im Alter von 15 Jahren, genauer gesagt, seit dem 15. September 1982, Tag eines Schlüsselerlebnisses, nahm ich die Verantwortung für meine Ernährung selbst in die Hand:

Nach ca. einer Woche ohne Stuhlgang hatte ich unter Qualen einen daumennagelgroßen Küttel hervorgequetscht und mich wieder mal mit einem Krampf im ganzen Unterbauch auf dem Bad-Fußboden gekrümmt, kreideweiß angelaufen, kurz davor, das Bewusstsein zu verlieren. Wie immer war der Spuk nach wenigen Minuten vorbei, doch jetzt reichte es! Wenn das so weiterging, würde vielleicht Darmkrebs daraus. (Meine Großmutter mütterlicherseits starb dran, allerdings erst im Alter von 75 Jahren. Sie war fast ständig „verstopft" gewesen, hatte allerdings auch ziemlich ballaststoffarm gegessen.)

Fortan bedrängte ich die Mutter, mir Unmengen an Gemüse und Vollkornprodukten zu kaufen und zuzubereiten. (Fleisch aß ich aus anderen Gründen sowieso keins mehr.) Unsere Familie hatte sich nie speziell ungesund ernährt, doch für meine Eingeweide reichte das offensichtlich nicht aus.

Baumobst und Beeren besorgte ich mir zusätzlich in den nachbarschaftlichen Gärten und im Wald. Mutter fing an, Vollkornbrot aus frisch gemahlenem Getreide selbst zu backen, und zusätzlich benötigte ich mindestens 1,5 kg Gemüse und/oder Salat.

Experimente mit einer in einem Rutsch getrunkenen halben Flasche Rizinusöl oder irgendwelchen oral einzunehmenden Lax-Produkten in Mega-Dosierungen hatten null Resultat gebracht. Über die üblichen „Hausmittelchen"-Ratschläge konnte ich nur müde lächeln, z.B. „morgens zwei eingeweichte Feigen", Floh- und Leinsamen oder, Gott bewahre, dass ich sie alle an dieser Stelle wiederholen müsste! So manches Mal habe ich es sogar geschafft, auf einen Happs verschlungene 1,5 kg Sauerkraut hin außer ein paar gequälten Lüftchen nichts auszuscheiden.

War ich nicht ein Naturwunder? Eher eine Naturkatastrophe … Mutter maulte, dass die Leute beim Metzger, wo sie freitags immer die o.g. Speise einkaufte, sicher schon sagen würden: „Da kommt die Sauerkraut-Frau", wenn sie sie kommen sähen. Dennoch, auch wenn sie öfters jammerte, weil sie täglich kiloweise Möhren schälen und Kohl schneiden musste, und das Brot, z.T. schon im Teigstadium, pfundweise im Nu verschwand: Seit besagtem September war ich keinen Tag mehr ohne Stuhlgang!

Der Preis dafür, gerade auf Reisen und zu Gast bei anderen Leuten, bestand in der anstrengenden Angelegenheit, neben einer geeigneten Toilette so viel Proviant (nebst 4 bis 5 Liter Flüssigkeit) zu beschaffen bzw. mitzuschleppen und in Ruhe zu kauen. Meistens schluckte ich aus Zeitgründen alles nur grob angebissen herunter. Ich galt ohnehin mein Leben lang als „komisch" bis „bekloppt" und fiel nun auch noch durch diesen hohen Bedarf an Spezialnahrung auf.

Obwohl ich unterm Strich nie wirklich zunahm, hing die „Wampe" mit den Jahren immer mehr durch, während die gigantischen Mengen an Ballaststoffen das Bauchweh nicht gerade verringerten. Weil es von innen her chronisch „spannte", fühlte ich mich immer „fett", obwohl das gewiss nicht der Fall war.

Ab der Lehrzeit ging ich dazu über, die Hauptmahlzeit, die entweder aus einem großen Topf Weißkohl oder je zwei großen Dosen/Gläsern Bohnen, Linsen, Erbsen oder Rotkohl bestand, auf den frühen Abend zu verlegen, um mich wenigstens bei der Arbeit gescheit bewegen zu können.

In der Firma, die ich schon vor einigen Jahren verließ, witzelt man bis heute darüber, wie die Susie damals immer verstohlen um sich geschaut hatte, ob auch ja keiner guckte, bevor sie sich eine Ladung in ein Brausetabletten-Röhrchen abgefüllte Weizenkleie in den Hals kippte und mit einer großen Flasche Wasser nachspülte.

Es war mir ein gigantisches Rätsel, wie sich einige meiner Freundinnen und Kollegen ausschließlich von Weißmehlprodukten, Kuchen, Fleisch und einem sporadischen Stück Obst (oft gar eine als „stopfend" geltende Banane!) oder einem Löffel Erbsen ernähren, dazu nicht mehr als eine Tasse Kaffee und ½ l Wasser pro Tag trinken und dennoch erfolgreich aufs Klo gehen konnten?

Da konnte einen schon manchmal der Neid packen, oder das Kopfschütteln: Wie konnte man nur von sowas existieren?

Die waren doch allesamt nicht mehr normal!

Dunkle Wolken ziehen auf

„Die Wahl, die du triffst,
ist die Wahl, die du lebst,
nicht das, was du glaubst zu wissen,
was korrekt wäre."
(Meister Om Parkin, Audio-Mitschnitt)

Bis hierher war alles nur Vorgeschichte, nicht zwingend unmittelbar mit der zentralen Thematik dieses Buches verbunden, dennoch einer Auflösung harrend.

Auch wenn mein Darm täglich besonderer Aufmerksamkeit bedurfte, kannte ich es ja nicht anders und verschwendete kaum noch Gedanken darauf. Solange ich die Mega-Ballaststoff-Diät lebte, in einer Tour trank (und entsprechend oft zum Urinieren rannte) und für Ruhe auf dem WC sorgte, außerdem für ausreichend Schlaf zur passenden Zeit, hatte ich die Sache im Griff, ohne jegliche Abführmittel einzunehmen, und ich würde jeden Eid darauf schwören:

DAMIT HÄTTE ICH ALT WERDEN KÖNNEN!

Es war alles so selbstverständlich, dass es hinter den vielen anderen bunten Abenteuern meines Lebens verblasste und weder im Gespräch mit Freunden noch in meinen Büchern mit auch nur einer Silbe erwähnt wurde.

(Außerdem war es schließlich auch ein mit Scham behaftetes Tabu, über das „schmutzige" Verdauungsgeschäft zu reden.) Dies änderte sich erst 2014, in meinem 48. Lebensjahr.

[Ja, es gibt tatsächlich auch eine „geistig-seelische" Vorgeschichte zu dem, was dann körperlich wurde, doch hierbei einen Kontext zu einer realen, definitiv durch einen chirurgischen Eingriff entstandenen Verletzung zu sehen, würde manchen Lesern evtl. zu viel abverlangen. Ich habe in einem ganz anderen Buch darüber berichtet; belassen wir es an dieser Stelle damit:

Ich hatte in der ersten Jahreshälfte einigen Stress mit „besten Freunden“, sowie erhebliche Glaubens- und Weltbild-Fragestellungen im erweiterten Sinne erlebt, ging aber davon aus, die Angelegenheit bereinigt und ein neues Leben vor mir zu haben, mit Freunden, neuen Aufgaben, meinem Wohnmobil samt Motorrad u.v.m.]

2012/13 hatte ich sogar auf eigene Rechnung (insgesamt fast 10.000 €) eine Ausbildung zum LKW-Fahrer (alle Klassen außer Bus) inkl. der „Ziffer 95“ mit der Erlaubnis, auch gewerblich zu fahren, absolviert. Nun überlegte ich ernsthaft, zumal mein über alles geliebtes Haustier (die Taube Piebald, 13 Jahre) gestorben war, nochmal eine ganz neue Berufslaufbahn zu starten.

Noch war ich nicht zu alt, war stark, und Fahrer werden schließlich überall gesucht …

Ja, und gerade weil ich mich wieder so gut und tatkräftig fühlte, beging ich die folgenschwerste Idiotie meines Lebens:

Ich ging ohne zwingende Not zum Arzt, eigentlich nur, weil ich sichergehen wollte, dass alles makellos sei und ich jetzt endlich loslegen könnte … und missachtete damit eine Grundregel, die schon meine Vatersmutter erfolgreich praktiziert hatte, nämlich, dass man Ärzte und insbesondere operative Eingriffe tunlichst meiden sollte.

[Sie war einst als noch relativ junge Frau unmittelbar vor einer geplanten Gebärmutter-Entfernung aus dem Krankenhaus getürmt und hatte besagtes Organ ohne nachteilige Folgen im hohen Alter von 88 Jahren noch mit ins Grab genommen.]

Nun, um was ging es eigentlich?

Seit einiger Zeit plagte mich das schlechte Gewissen, weil ich zwei merkwürdige „Knubbel“ am Anus ertastet und dann mit dem Spiegel gesehen hatte, die ca. ein- bis zweimal im Jahr, grundsätzlich in der Verbindung mit langen Zugfahrten, unangenehm angeschwollen und sich dann auch leicht wund angefühlt hatten.

Man hört ja immer, dass man Enddarm-Symptome aller Art unbedingt vom Arzt abklären lassen sollte. Schließlich hatten wir sogar Darmkrebs in der Familie, und die Mutter einer lieben Kollegin war an einem sehr seltenen Afterkrebs gestorben, weil sie das Geschwulst für simple „Hämorrhoiden" gehalten und zu spät einen Experten aufgesucht hatte.

Da ich aber an nichts litt, was nicht nach zwei bis drei Tagen, evtl. mit Unterstützung durch eine frei verkäufliche Salbe, von selbst wieder verschwunden wäre, hatte ich einen Arztbesuch weit vor mir her geschoben, zumal ich seit 2002 nicht einmal mehr einen Hausarzt hatte.

Allerdings, als LKW-Fahrer musste man ein intaktes Gesäß haben, und da im Frühling 2014, vielleicht aufgrund des Stresses mit den falschen Freunden und langen Zugfahrten, zweimal im Abstand von nur wenigen Wochen diese merkwürdigen, z.T. lilaschwarzen „Schwellbatzen" auftraten, einmal sogar in Verbindung mit einem einzelnen Blutstropfen, dachte ich: So, jetzt sind die „Hämorrhoiden" reif!

Ich hielt die „Knorpsel" für bereits gelegentlich aus dem Anus heraustretende Hämorrhoiden und hatte Angst, wenn man dabei zu lange warten würde, könnten sie sich hin zum Stadium IV (dem schlimmsten) entwickeln.

Bei zwei meiner alten Kollegen hatte so etwas zu aufwändigen Operationen mit wochenlanger, schmerzvoller Ausheilungszeit geführt. In einem Fall war eine leichte Stuhlinkontinenz zurückgeblieben, huh, nee, soweit sollte man es gar nicht erst kommen lassen!

Doch wohin?

Mein früherer Hausarzt war längst pensioniert und auf Weltreise. Wahllos fragte ich mich durch verschiedene Arztpraxen hindurch, wobei mir ein zusätzlich auf Koloproktologie spezialisierter Internist namens Dr. Lind empfohlen wurde. An seiner Tür hing ein Schild: Die

Praxis war wegen Urlaub geschlossen. An der Rezeption der angegebenen Vertretung fragte eine junge Dame: „Um was geht's denn?"

Ich blickte mich geniert-verstohlen um und flüsterte beinahe: „Ich glaube, äh, … Hämorrhoiden …", woraufhin sie mir den niedergelassenen Chirurgen Dipl. med. Ripper empfahl, der „mache auch Hämorrhoiden".

Da ich jetzt, wo die Entscheidung gefallen war, nicht warten wollte, bis Dr. Lind aus dem Urlaub kam – nicht, dass ich bis dahin das Fracksausen kriegen und einen Rückzieher machen würde! – ging ich halt zum Ripper.

Die Praxis war geöffnet, und, oh Wunder, ich kam gleich dran, ohne Termin! Herr Ripper war freundlich, untersuchte mit dem behandschuhten, mit Gleitmittel überzogenen Finger meinen Anus (was gar nicht weh tat) und meinte dann, es sei soweit alles okay, keine „Hämorrhoiden"!

[D.h.: Hämorrhoiden hat jeder Mensch; sie stellen wichtige Komponenten beim Öffnen und Schließen des Analkanals dar. Wenn im landläufigen Sinn von Hämorrhoiden gesprochen wird, sind damit krankhaft vergrößerte ebensolche gemeint.]

Es sei auch keine OP nötig, denn bei den merkwürdigen Knubbeln handele es sich um harmlose Hautläppchen namens „Marisken". Die hätten viele Menschen ab einem gewissen Alter, und sie stellten allenfalls ein kosmetisches, manchmal auch hygienisches Problem dar, weil sich auch bei bester Pflege mit Bidet & Co. winzige Stuhlreste hinter die Falten der Marisken setzen könnten, was dann zu dem besagten leicht-entzündlichen Gefühl führte.

Bei Marisken kann es sich um Restzustände von ehemaligen vergrößerten Hämorrhoiden oder sog. Analthrombosen („Afterrandknoten") handeln.

[Anhand späterer hinzugezogener Fachliteratur konnte ich letztgenannte eindeutig mit jenem Phänomen zusammenbringen, welches mich manchmal nach einer langen, stressigen Zugfahrt genervt hatte. Glücklicherweise hatte es sich dabei stets um relativ kleine Exemplare gehandelt, die ohne ärztliche Hilfe von selbst wieder verschwanden.

Ich musste lachen, als ich in einem Fachbuch bei einer Beschreibung dieser Afterrandknoten las: „Sie sind auf Berührung sehr schmerzempfindlich, erschweren zunehmend die Analhygiene, stören das Allgemeinbefinden erheblich und sorgen für Unruhe …"

Irgendwie reizen solche Formulierungen wie im letzten Halbsatz meinen Humorsinn sogar dann noch, wenn ich selbst solch ein Ding am Hintern habe …]

Herr Ripper empfahl mir seine sog. „Lasertherapie", die man allerdings selbst bezahlen müsse, 12,59 € für je ein paar Minuten einer Art Tiefenwärme, am besten zehn Sitzungen.

Heilfroh, nochmal davongekommen zu sein, willigte ich ein, auch wenn meine Finanzen nicht gerade üppig waren. Alternative Therapien finde ich immer einen Versuch wert – und was sollte schon passieren? Hauptsache keine Hämorrhoiden oder Schlimmeres, hatte ich doch seit der Jugend Angst vor Eingriffen am Anus mit möglichem Inkontinenzrisiko gehabt. Meine Muttersmutter hatte während ihrer letzten Lebenswochen einen Anus Praeter (den sog. „künstlichen Darmausgang") gelegt bekommen, und auch, wenn ich damals als Kind wenig davon mitbekommen hatte: Ein mulmiges Gefühl und vage Geschichten, die unter den Erwachsenen betr. solcher Zustände gemunkelt wurden, waren zurückgeblieben.

Also ging ich brav zur Lasertherapie, während der wir zwanglose Privatgespräche führten und ich „wertvolle" Ratschläge erhielt, z.B. dass ich Äpfel, Blumenkohl und Rote Bete essen sollte …

Ich konnte jederzeit ohne Termin vorbeikommen und musste dann nie warten. Das war für jemanden, der Wartezimmer und das Eingepferchtsein mit vielen Menschen zusammen auf engem Raum nicht ausstehen kann, äußerst angenehm, obwohl ich eigentlich hätte stutzig werden müssen:

Wieso waren da fast nie andere Patienten zu sehen? Die Praxis hatte nur vormittags auf; irgendwie war das alles etwas gespenstisch, doch manchmal will man offenbar belogen werden und missachtet das schale Bauchgefühl …

Herr Dipl. med. Ripper behandelte anscheinend vielerlei Diagnosen ausnahmslos mit dem teuren Laser, den er mir dann auch noch für mein überlastetes Knie aufschwatzte, was ich bald darauf abbrach, weil es die Sache nur schlimmer machte.

(Ein begnadeter Orthopäde, der mir in der Vergangenheit schon so manches Gelenk wiederhergestellt hatte, richtete das Knie dann mit einem einzigen Handgriff, Kassenpatient-Leistung, wohlgemerkt!)

Als ich nach einigen Wochen berichtete, dass ungeachtet seiner famosen „Therapie" die Neigung zu Afterrandknoten unverändert bestehe, meinte Herr Ripper, er wolle die zwei Marisken mit einem OP-Laser entfernen, das sei eine total harmlose Sache, würde nicht bluten, nach drei Tagen wäre alles gut, und dann könnte ich mir den Hintern besser waschen.

Seine Assistentin und Lebensgefährtin redete ebenfalls auf mich ein, wie toll das sei, denn sie habe das selbst an sich machen lassen und hätte nie wieder Probleme gehabt. Die beiden waren ja freundlich, doch das schale Gefühl verstärkte sich; wenn ich ehrlich mit mir war, hörte ich meinen inneren Gefahrensinn rufen: „Tu's nicht!"

Es bestand ja auch nicht wirklich Handlungsbedarf. Manche Frauen lassen sich Marisken entfernen, um ungeniert einen Tanga anziehen zu können – allerdings bin ich so gar nicht der Typ für derartige Moden …

Ich erbat etwas Bedenkzeit, um über Nacht meine Gedanken und Urängste zu sortieren.

Der Tag, der mein Leben veränderte

„Oh lieber Freund, verzeihe mir,
den Arsch, den Arsch petschier' ich dir."
(Wolfgang Amadeus Mozart aus dem Kanon
„Oh du eselhafter Martin" K 560)

Ich weiß bis heute nicht, welcher Gaul mich da geritten hat, denn als ich am 10.7.2014, einem Donnerstag, immer noch unschlüssig in die Praxis kam, brüllte die innere Warnstimme noch lauter: „Tu's nicht!"

Mir war übel; freiwillig trippelte ich ins leere Wartezimmer, dabei wäre es doch ein leichtes gewesen, einfach fortzugehen. Ich schalt mich einen ängstlichen Narren: Schließlich hatte Herr Ripper doch gesagt, das sei eine harmlose Angelegenheit, ambulant mit Lokalnarkose, also etwa wie beim Entfernen eines Leberflecks oder sonstigen Haut-Knorpsels.

Vielleicht wollte ich mir auch nur beweisen, wie mutig ich sei, weil mich die Geschichte mit meinen früheren Freunden immer noch wurmte …? Vielleicht konnte ich just deshalb nicht richtig nachdenken und in mich hineinspüren?

Ich fragte nochmal nach, wie das denn mit dem Stuhlgang nach der OP sei und ob man davon wirklich nicht inkontinent werden könnte, woraufhin Herr Ripper mit einer wegwerfenden Handbewegung versicherte, er würde zu weit entfernt von den kritischen Bereichen des Analkanals schneiden, als dass da irgendetwas verletzt werden könnte.

Fast mechanisch unterschrieb ich die Blanko-Einwilligung zu einer OP, die dann auch gleich stattfand, weil immer noch keine anderen Patienten aufgetaucht waren. „Nebenbei" teilte man mir noch mit, ich müsse die ca. 60 Euro für den Laser selbst bezahlen, da diese OP von der Krankenkasse als medizinisch nicht notwendige Kosmetik eingestuft würde. Na also, dann konnte es ja wohl nicht so schlimm sein … In ein bis zwei Stunden würde ich wieder zu Hause in meinem Wagen sein, und bald würde ich meinen Freunden stärker und selbstbewusster denn je entgegentreten können!

Dennoch begab ich mich mit großem Elendsgefühl zur OP-Liege, als handele es sich um eine Schlachtbank. „Hau' ab, noch kannst du's verhindern!", schrie der Gefahrensinn noch während man mir die Gesäßbacken mit sehr breitem Klebeband auseinander zwang. Als das Desinfektionsmittel gesprüht wurde, brüllte ich kurz auf, sagte, es sei etwas davon in das „vordere" Loch hinein gelangt, aber der Chirurg meinte nur, „da sei etwas entzündet". Einen Grund, deshalb die OP zu verschieben, sah er nicht und begann nach der Lokalanästhesie zügig zu schneiden.

Auf einmal kamen mir Schmerz, Panik und Tränen. Es musste nachgespritzt werden, und die beiden bewegten sich nun hektischer als zuvor um mich herum, schnatterten dabei in ihrer Muttersprache, von der ich nicht wirklich etwas verstand.

„Was ist los?!" fragte ich besorgt. „Wir nähen jetzt die Wunden …", kam die Antwort.

„Wieso nähen?!", rief ich entgeistert.

„Ja, damit es nicht so blutet!"

Wieso bluten?! Hatte es nicht geheißen, aufgrund des Lasers würde es gar nicht, oder zumindest nicht nennenswert bluten?

Ich wusste mit einem Mal, dass irgendetwas schrecklich schiefgegangen war! Auf dem Tisch lagen, nunmehr käseweiß, da vom Blutkreislauf getrennt, meine zwei Marisken, die ich vom Spiegelgucken her kannte, klein und harmlos; fast konnten sie einem leidtun …

Herr und Frau Ripper hatten es auf einmal sehr eilig, mich loszuwerden, steckten mir noch eine angebrochene, abgelaufene, blutverschmierte Salbentube zu, schärften mir ein, ich solle mich beeilen, nach Hause ins Bett zu kommen, da die Betäubung bald nachlasse; morgen wäre dann Wundkontrolle.

Zum Glück ging gerade noch ein Zug, der mich schnell in die Nähe meines damaligen Sommerplatzes brachte. In der Anus-Region zwiebelte es gewaltig, weshalb ich eine Schmerztablette nahm und den Tag sehr ruhig ausklingen ließ.

Am nächsten Morgen konnte ich nicht „groß" machen, was ziemlich übel ist, denn eigentlich muss ich täglich Stuhlgang haben, damit er nicht noch mehr als ohnehin eindickt und sich der Teufelskreis meiner Kindertage wieder einstellt.

Der Anus war derart zugeschwollen, dass nicht einmal mehr Luft problemlos hinaus gelangte. Herr Dipl. med. Ripper fand, alles sei in Ordnung, ich sei viel zu ängstlich.

Ängstlich, ich?! Bah, dann würde ich wohl kaum Motorrad fahren oder allein im Wald übernachten, etc.! Aber so ein Anus ist nicht nur furchtbar schmerzempfindlich, sondern auch, wie ich in der Folgezeit immer intensiver feststellen musste, ein sehr, sehr wichtiger Körperteil. Im Moment war er sogar <u>der</u> wichtigste von allen, denn man spürt i.d.R. nur dasjenige von sich selbst, was nicht in Ordnung ist.

Zum Glück hatte ich am Morgen vor der OP mittels eines Wassereinlaufes den letzten Darmabschnitt gründlich geleert, so dass ich jetzt etwas Spielraum hatte und hoffte, dass sich da nichts entzündete – hatte ich doch schon die schlimmsten Geschichten von Fisteln im Analkanal gehört, die den Schließmuskel zerstören konnten. Chirurg Ripper hatte mir nicht einmal Schmerzmittel verordnet, also nahm ich welche aus meinem Vorrat.

[Damals war ich noch regelmäßiger Thrombozyten-Spender, weshalb ich meistens auf solche Präparate verzichten musste.]

Samstag, 12.7.2014:

Nach mehreren Stunden Wartezeit kam mühsam, zusammen mit frischem Blut, ein kleines Häufchen im Verbund mit derart barbarischen Schmerzen, dass ich fast die Engel singen hörte. Das konnte doch nicht mehr normal sein, dachte ich, suchte den Wochenend-Hausarzt-Vertretungsdienst am Diakonie-Krankenhaus auf und fragte den Arzt dort, ob vielleicht Eiter in der Wunde sei o.ä., doch da er kein Spezialist und der Anus so zugeschwollen war, dass man nichts erkennen konnte (geschweige denn, dass er auch nur die leiseste Berührung toleriert hätte), konnte er wenig weiterhelfen.

Das Wochenende war der blanke Horror, weil nicht nur die stechenden Schmerzen im Analkanal, sondern auch der Bauch Probleme bereiteten.

Am Sonntag gewann Deutschland die Fußball-Weltmeisterschaft, doch obwohl ich sonst immer bei solchen Anlässen die Stimmung im Lande mit Hilfe meines kleinen Kurbelradios mitgenieße, konnte ich mich dieses Mal nicht daran freuen.

Ob vielleicht die dicken, blauschwarzen OP-Fäden, die in meinem Anus herumstakten, für diese Heimsuchung verantwortlich waren? Auf dem Lokus tat es so weh, dass ich brüllte wie am Spieß. (Im Sommer habe ich keine direkten Nachbarn, sonst hätten die sicher einen Krankenwagen bestellt.)

Ich kämpfte dagegen, dass mir schwarz vor Augen wurde, schrie und schrie, denn der Schmerz hörte gar nicht mehr auf. Nur mit größter Willenskraft überwand ich mich, den Stuhl und das Blut ganz vorsichtig mit einem Läppchen und lauwarmem Wasser abzuputzen.

Ich konnte kaum abwarten, bis die Nacht herum war und der erste Morgenzug nach X-Stadt ging.

14.7.2014:

Trotz Schmerztablette schaffte ich nur mühsam den

Weg zu der kleinen Bahnstation. In X-Stadt suchte ich die Notaufnahme des Diakonie-Krankenhauses auf, noch vor 6 Uhr früh. Der Wartebereich füllte sich mehr und mehr mit Akutpatienten, die offensichtlich den Fußball-Sieg zu gut gefeiert hatten; sie trugen z.T. noch Deutschland-Shirts, schwarz-rot-gold-Girlanden um den Hals u.ä. Accessoirs.

Der noch recht jung, total übermüdet und daher schlecht gelaunt wirkende Arzt, der mich in Augenschein nahm, konnte ohne Hilfsmittel ebenfalls nicht viel sehen, wollte mich wohl auch angesichts des Patienten-Andrangs schnell loswerden, dokumentierte u.a.: „Patient fühlt sich von den OP-Fäden gestört", und speiste mich mit einem Schmerzzäpfchen ab.

„Sie sind bei Herrn Ripper in Behandlung?", fragte er. „Dann gehen Sie doch gleich um acht 'rüber, wenn der seine Praxis aufmacht!"

Dass mein Vertrauen in den Ripper inzwischen erheblich gesunken war, vermochte ich nicht mehr zu erklären. Elend und verrotzt wie ich war, stolperte ich also zur „Geisterpraxis" hinüber, wo man mir abweisender denn je begegnete.

Ich schilderte verzweifelt, dass ich nicht auf die Toilette könne und es nicht mehr aushielte, doch die Assistentin putzte mich herunter: „Was können Sie nicht auf Toilette geh'n? Hierrr vorrrn ist doch Toilette, da geh'n Sie doch auf Toilette! Das ist alles nurrr Kopfsache!"

Die Fäden würden von selbst herrrausfallen, meinte sie, ohne jedoch zu erklären, wie es dazu gekommen war, dass es <u>nötig</u> war, dass <u>überhaupt</u> Fäden in der Wunde staken.

Die „drrrei Tage, und dann Sie merrrken nix mehr" waren ja herum, aber nach wie vor erlebte ich die Hölle auf Erden. Selbst <u>jetzt</u> wollte Ripper mir noch „Laserthertrrapie" aufschwätzen, das sei das einzige, was durchgreifend gegen die Entzündungen und Schmerzen helfe.

Als ich verzweifelt heulte, ich hätte kein Geld mehr, behauptete die Lebensgefährtin dreist: „Sie müssen bedenken: Sie investierrren doch in sich – nicht in uns!"

Ich schleppte mich erschöpft in meinen Wagen, fest entschlossen, nicht mehr in diese widerliche Praxis zurück zu kehren.

15.7.2014:

Ich kippte fast bewusstlos vom Klokübel, schrie mir die Seele aus dem Leib. Wieder Blut; ich dachte, die Wunden seien zugenäht? Allein das notdürftige Reinigen des Afters im improvisierten „Bidet" (für das ich jeden Liter Wasser von weit her schleppen musste) brachte mich an den Rand des Zusammenbruches.

Ich dachte: So, jetzt reicht's – ich geh' heut' nicht mehr nach Hause, bis ich nicht einen Arzt gefunden habe, der mir hilft!

Ich packte meine Zahn-Utensilien sowie eine Hausleg-ging ein und torkelte los, in einer Tour erbärmlich schluchzend. Egal, und wenn ich bis Frankfurt zu einer Uni-Klinik fahren müsste – ich geh' nicht mehr heim! Notfalls lege ich mich bei der Krankenkassen-Filiale vor die Tür, bis die Sanitäter kommen, nahm ich mir vor.

Zunächst versuchte ich es bei der Praxis von Dr. Lind, der längst wieder aus dem Urlaub zurück war. Ich hatte keinen Termin und wusste, dass man hier locker drei Wochen darauf warten konnte, hoffte, dass sie mich als Akutfall irgendwo dazwischen schieben würden. Es war noch früh, und, Dank sei dem Herrn, die Praxis hatte geöffnet!

Mit schier letzter Kraft und ganz verquollenen Augen taumelte ich durch die Eingangstür und fiel zwei alarmiert dreinschauenden Arzthelferinnen fast in die Arme. „Was ist passiert?!", fragte die Ältere.

„Bitte …", stieß ich flehend hervor „… helfen Sie mir! … Es tut so weh!"

Bitte, alle Engel und Heiligen, lasst sie mich nicht abwimmeln …!

„Ja, was haben Sie denn?“, fragte die Assistentin freundlich.

„Ich weiß nicht … Afterrandknoten, … vielleicht … “

Es erschien mir nicht ratsam, gleich zu Anfang zu erzählen, dass ich woanders operiert worden war – nicht, dass sie mit einer gewissen Berechtigung sagen würden, ich solle dann doch zu dem Chirurgen gehen, der die Sache vermurkst habe, ihr Chef sei nicht dazu da, die Fehler seiner Kollegen auszubügeln.

Diese Befürchtung erwies sich als unbegründet: Allein die Erwähnung, dass es sich um Beschwerden im Analbereich handelte, induzierte offenbar Mitgefühl – schließlich hatte diese Praxis Erfahrung mit der möglicherweise pikantesten Region des menschlichen Körpers … ggf. auf einer Stufe mit den Geschlechtsorganen. Ob ich etwas warten könne, fragte sie, dann nähmen sie mich zwischendurch dran.

Oh ja, stammelte ich dankbar, klar könne ich warten, ggf. den ganzen Tag, nur ginge ich so nicht mehr nach Hause!

Im Wartezimmer ließ ich mich erleichtert, wenn auch immer noch zitternd, quer über zwei Stühle fallen, das Gesäß schräg in der Luft dazwischen. Jetzt würde bestimmt alles gut werden …!

Dr. Lind fand ich von Anfang an sympathisch und kompetent. Als er die Bescherung sah, brauchte ich gar nicht viel zu erklären. Bereits die leiseste Berührung seiner Fingerkuppe ließ mich jammernd zusammenzucken. Ich meinte immer noch, es seien die dicken OP-Fäden, die da wie ein Kaktus an der Außenkante, z.T. auch innerhalb des Analkanals herumstachen, und ich wäre erlöst, wenn diese endlich entfernt würden. Ein Stück war ja bereits von selbst heraus gefallen.

Damit sich die verbliebenen Teile nicht unter die Wunden zurückzogen, entfernte Dr. Lind sie vorsichtig. Ich krallte mich mit beiden Händen an der Liege und dem

Heizkörper daneben fest, brüllte die ganze Praxis zusammen, entschuldigte mich zwischendurch, er möge bitte trotzdem weitermachen, aber es ginge nicht ohne das Lamento, wenn ich halbwegs stillehalten sollte.

Was die anderen Patienten im Wartezimmer wohl dachten, war mir in dem Moment egal. Die Fäden waren heraus; jetzt durfte gewiss alles heilen! Dr. Lind verschrieb mir erst einmal hoch dosierte, nicht frei verkäufliche Schmerzmittel und eine Salbe, forderte mich ausdrücklich auf, nicht mit den Tabletten zu geizen, und am Freitag solle ich wiederkommen.

[Er hatte, wie ich erst später erfuhr, schon an jenem Dienstag den starken Verdacht, den er auch in seiner Kartei dokumentierte, was wirklich hinter den Schmerzen steckte, konnte es aber aufgrund der Schwellungen und weil ich keinerlei tiefer gehende Untersuchung toleriert hätte, noch nicht mit Gewissheit aussprechen.]

18.7.2014:

Ganz vorsichtig tippte Dr. Lind meinen Anus an, der, anstatt mit zwei kleinen Marisken bestückt, nun ein einziger Riesen-Schwellbatzen war. Die Schmerzen bestanden unvermindert, nur jetzt durch die potenten Tabletten gedämpft.

„Ja, ich sehe es jetzt genau, Sie haben da eine ganz tiefe Fissur …“, konstatierte er, und wenige Sekunden später: „Ach, und da ist ja noch eine, genau gegenüber …!“

Ein jäher Schreck durchfuhr mich: Den Begriff hatte ich irgendwo mal auf einem Schauplakat in einem Hautarzt-Wartezimmer gelesen; das musste noch in den 1990-er Jahren gewesen sein, als mir mehrere dunkle Flecken entfernt worden waren. Es handelte sich um Risse im Analkanal.

„Fissuren?!“, fragte ich entgeistert, „aber ist das nicht was ziemlich Schlimmes?? Wo kommen die denn her?!“

„Von der OP“, antwortete Dr. Lind sofort. Er erklärte,

man sähe nur das äußere Ende. Die Fissuren gingen so tief, bis auf den Nerv, daher diese starken Schmerzen. Ich hätte mich am liebsten übergeben. Was war ich doch für ein Idiot gewesen, dem Ripper zu vertrauen!

Und was jetzt?

Dr. Lind verschrieb mir eine neue Salbe, Diltiazemhydrochlorid, welche die schmerzbedingte Verkrampfung lockern sollte, damit nun alles von selbst heilen könne. In einer Woche sei es sicher schon besser; die Tabletten könne ich ruhig noch weiter nehmen.

Das war schon abartig: Da musste ich Schmerzmittel nehmen, um aufs Klo gehen zu können! Am liebsten hätte ich kaum noch etwas gegessen, aber das konnte ich mir noch nie leisten: Wenn der Stuhlgang zum Erliegen käme, würde alles nur wieder knüppelhart eindicken und dann bei der wann-auch-immer nächsten Entleerung die mühsam heilende Schleimhaut erneut aufreißen. Es war mir sowieso schleierhaft, wie sich solche tiefen Wunden wieder schließen sollten, wenn da das tägliche Häufchen nicht nur alles auseinanderschob, sondern auch noch massenweise Kolibakterien u.a. Schmutz quer durch die offenen Risse spülte?

Dr. Lind fand es okay, wenn ich nun täglich den Irrigator benutzte, den die Mutter für ihre alljährliche spirituelle Fastenkur und daraufhin ich für meine Reise-Klosettproblematik entdeckt hatte. Damit verhinderte ich nun, dass der Darm aus Angst vor den Schmerzen Stuhl zurück hielt.

Hauptsache, ich war auf dem Weg zur Besserung!

Ein wunderschöner Körperteil heilt nicht

„Und wehe dem Volk, das sich von seinen Wurzeln abschneidet. Es schneidet sich von seiner Seele ab, es hat keine Geschichte, keine Vergangenheit mehr, und damit, auf eine geheimnisvolle Weise, auch keine Zukunft mehr.“

(V. Orban, Audio-Kassette „Weihnachtsmeditation“)

[Was für ein Volk zutrifft, gilt auch für die Einzelseele. Die Verfasserin möchte damit für an geistig-seelischen Hintergründen allen materiellen Geschehens interessierte Leser auf die Verbindung der Analregion mit dem Wurzelchakra hinweisen.]

Die Sommerwochen gingen ins Land, doch die Fissuren, die sich auf den Positionen 0 – 1 und 6 – 7 Uhr befanden, heilten nur langsam.

[In der Proktologie, der Medizin-Wissenschaft, die sich mit Analerkrankungen befasst, werden die Bereiche so eingeteilt, als wenn man senkrecht auf das „Loch“ wie auf ein Uhrzifferblatt blickt. 0 Uhr ist dabei also „oben“, in Richtung Geschlechtsteil, 6 Uhr in Richtung Steiß.]

Die Schmerzmittel hatte ich beizeiten abgesetzt, um nicht auch noch süchtig zu werden, und in der z.T. brütenden Sommerhitze schleppte ich kilometerweit den Mehrbedarf an Wasser für den Irrigator, dessen gründlichste Reinigung sowie das „Bidet“-Bad heran. Letzteres bestand aus einem mit lauwarmem Wasser gefüllten Einweg-Suppenteller, der zwecks Überlaufschutz in einer größeren, flachen Schüssel stand. Jeder Schritt, erst recht jedes Bücken, stach mir etwas im Anus, als würde darin ein zweischneidiges Messer herumwackeln. Man glaubt gar nicht, wie weh so eine vergleichsweise winzige Körperregion tun kann.

In der subjektiven Eigenwahrnehmung fühlte es sich an, als sei da etwas von der Größe eines Fußballs vom Gesäß bis in den Unterleib hinein verletzt. Fast jeder Muskel meines Körpers schien mit dem Anus zu korrespondieren, sogar Blutkreislauf, Atmung und Sprechwerkzeuge. So kam es z.B. vor, dass ich an unserem kleinen Bahnhof schon von weitem eine stets redefreudige Dame sah, die ich nicht wirklich mochte, mit der ich aber gelegentlich einen gewissen Smalltalk führte, um nicht unhöflich zu wirken.

Ich öffnete kaum den Mund, hatte gerade Luft geholt, um zum Sprechen anzusetzen, da fuhr schon wieder ein Stich durch den ganzen Körper, noch bevor ich nur einen einzigen Laut von mir gegeben hatte. So ging es in einer Tour, ja selbst abends in absoluter Ruhe schräg auf meiner Sitzbank liegend war es da:

Wumm! Wuuumm! Wuuumm!

Meine Mutter, der ich diese Phänomene am Telefon beschrieb, meinte, das klänge verdächtig nach Nerven- und nicht nur nach reinem Wundschmerz. Genau so war es: Irgendetwas stocherte immer wieder an meinem Nerv herum, der scheinbar ungebremst diese Reize direkt ins Gehirn weiterleitete. Das Stechen blieb, auch als die Fissuren zumindest ganz oberflächlich zu heilen begannen.

Es war zum Verzweifeln: Ein vergleichbar langer und tiefer Riss am Oberschenkel, im Bauchspeck oder sonstwo wäre sicher binnen Tagen verschlossen, doch da man die Notwendigkeit zur regelmäßigen Notdurft nicht abstellen kann, unterlagen die Fissuren täglich wiederkehrenden biochemischen und Dehnungsreizen. Schon zu jenem frühen Zeitpunkt äußerte ich gegenüber Herrn Dr. Lind, dass ich das Gefühl hätte, das heile niemals mehr, so tief, wie sich die Verletzung anfühlte.

Während meine Mutter immer wieder das Internet nach Informationen und Behandlungsoptionen durchforstete, las ich mangels PC und Wechselstrom ein Buch über Hämorrhoiden und andere Enddarmerkrankungen, verdrehte mir täglich Hals und Rücken, um mit dem Spiegel nachzusehen, was da so widerlich zwackte und pochte, aber auch, um zu kontrollieren, ob irgendwo noch kleine Stuhlreste hingen.

[Es gibt Leute, die haben aus irgendeinem Grund den Hang, alles zu verpsychologisieren, selbst wenn es primär organisch-mechanisch ist. Bei mir ist das so, dass ich eine sehr präzise, geschulte Eigenwahrnehmung habe. Normalerweise sollte das zur Freude eines jeden Arztes sein, kann ich doch detailliert und millimetergenau beschreiben, was wo fehlt. Es tut also nicht weh, weil ich hingucke, sondern ich gucke, weil es wehtut. Wenn da nichts ist, der Schmerz abgestellt ist, verschwende ich keinen Gedanken mehr daran, denn mein Leben ist reich an ganz anderen Dingen. Leider wird jemand wie ich immer noch von vielen Ärzten als suspekt empfunden; aktive Mitarbeit ist unerwünscht!]

Längst nahm ich den Anus nicht mehr als schambehafteten Körperteil wahr, und je mehr wir mit vereinten Kräften recherchierten, je öfter ich ihn in Realität und in Schauzeichungen betrachtete, desto deutlicher wurde mir bewusst, dass er nicht nur essentiell (über)lebenswichtig, sondern, wie letztendlich alles, was Gott geschaffen hat, durchaus ästhetisch und unter Berücksichtigung seiner Funktion vollkommen war!

(D.h. natürlich: in sauberem Zustand und nicht so zerschnitten wie meiner.)

Warum stellte er für die meisten Menschen kaum mehr als ein „Igitt!“ dar, über das man sich besser ausschwieg, mit dem man oft nicht mal zum Arzt ging, auch man wenn z.B. Probleme mit den „H.Oiden“ oder gar Verdacht auf bösartige Erkrankungen hatte?

[Zur Erklärung: Die Bezeichnung „H. Oiden“, gesprochen „Hah-Punkt-Euden“ ist unserem familieninternen Galgenhumor entnommen, der es wiederum aus dem persönlichen Briefwechsel zwischen Rudolf Steiner und seiner Frau Marie geborgt hat. Der altehrwürdige Anthroposoph hatte selbst unter fortgeschrittenen Hämorrhoiden gelitten und die Bezeichnung sogar im Rahmen seiner Privatpost dezent verschlüsselt. Seine Anhänger haben es dennoch schonungslos der Nachwelt erhalten und im Rahmen der „Rudolf-Steiner-Gesamtausgabe" publiziert.]

Wieso ist da etwas „iihh!", bloß weil da im Durchschnitt einmal am Tag ein Nahrungsabbau-Produkt des menschlichen Körpers herauskommt? Es wäre doch schlimm, wenn es <u>nicht</u> so funktionierte!

Sollte man dieser tapferen Austrittspforte, die für uns solch eine hochdifferenzierte Schwerstarbeit übernimmt, nicht höchsten Respekt und Dankbarkeit zollen?

Das Zusammenspiel von feinsten Nerven, H.Oiden, diversen am Schließvorgang beteiligten Muskeln sowie dem gesamten Verdauungstrakt ist bemerkenswert. Der Anus kann den Füllstand des letzten Darmabschnittes, des sog. Kot-Reservoirs (bzw. „Ampulle"), sowie den Unterschied zwischen fester, flüssiger und gasförmiger Substanz erkennen – ebenso, ob eine Toilette zur Verfügung steht, weil er i.d.R. nur dann seine Schleusen öffnet.

<u>Wieso muss erst etwas kaputtgehen, damit man seinen unersetzlichen Wert erkennt?</u>

Ich begann, zusätzlich zur schulmedizinischen Behandlung, mit meinem armen, wunderbaren Anus ins Zwiegespräch zu gehen, im Sinne einer ganzheitlichen Betrachtung von Krankheitsbildern, wie sie z.B. von Rüdiger Dahlke, Thorwald Dethlevsen u.a. Autoren vertreten wird:

Was willst du mir sagen?
An was hindert mich das Symptom?
Zu was zwingt mich das Symptom?
Welche Symbolbilder bietet unsere Sprache an?

Sonnenklar war mir vor allem die Realsymbolik mit den „zerrissenen Wurzeln", über die ich ein gesondertes Buch verfasst habe, gänzlich ohne schulmedizinische Aspekte. Es gibt eine Fülle von verbalen Bildern, die zum Schmunzeln, aber auch zu ernsthaften Gedanken anregen mögen, z.B.: „am Arsch lecken“, „sich den Arsch aufreißen“, „Arschloch“ (als personenbezogenes Schimpfwort), „die kriegen alles in den Arsch gesteckt“, „Hosenscheißer“ (vor Angst), „gegen etwas anstinken“ (mit Faulgasen), „Geldscheißer“, „Arschkriecher“, „verarschen“ usw.

Diese Liste mag jeder beliebig fortsetzen.

[Was ich allerdings gar nicht mehr nachvollziehen kann, das ist, wie homo- und manchmal sogar heterosexuelle Partner den Anus für geschlechtliche Praktiken zweckentfremden. Von der Natur her bestimmt nicht dafür konzipiert, ist er zwar mit hochsensitiven Nerven ausgestattet, jedoch nicht mit speziellen Lustzentren.

Ohne gewisse Vorbereitungen kann der Analkanal bei solchen Aktionen Schaden nehmen, von hygienischen Aspekten ganz zu schweigen.

Nein, ich be- und verurteile gar nichts, ich wundere mich nur.

Besonders peinlich war mir immer, dass viele Autoren aus der Esoterik-Szene die Neigung zu Stuhlverhalt mit Geiz assoziierten, denn geizig wollte ich trotz knappem Einkommen bestimmt nicht sein, jedenfalls nicht gegenüber der Umwelt, auch wenn ich aus letztendlich religiösen Gründen ein materiell bescheidenes Leben im Sinne eines Sannyasin (Wandermönch; wörtlich: Wahrheitssucher) zu führen versuche.

Wie diese Geschichte hier aber noch zeigen wird, unterliegen auch solche symbolischen Deutungsversuche und Konzepte gewissen Grenzen und Irrtumsmöglichkeiten.]

Über Fachärzte und Wundermittel

„Wir übersehen, dass das rechte Verstehen
immer eine Frage der Vernunft (oder der Gnade)
ist und nicht eingeklagt werden kann.

Den Willen zur gegenseitigen Achtung
aber kann man fordern.
Wo dieser Wille fehlt,
ist auch das höchste Wissen Dummheit."
(Martin Schleske, „Der Klang", Seite 328)

Während ich mich in Apotheken und bei meiner superlieben Heilpraktikerin, die eigene Erfahrungen mit Fissuren hatte, nach wirkungsvollen Salben u.ä. umhörte und alles testete, was es auf dem Markt gab, recherchierte meine treue Mutter weiter engagiert im Internet, wo sie immer wieder Neues, Erstaunliches zutage förderte.

U.a. probierte ich diverse Posterisan®Produkte, Hamamelis-, Calendula- und Sumpfdotterblumen-Salben, Nivea®-, Penaten®- und unsere gute X-Städter Kindercreme, Aloe-Vera-Gel, Manuka- u.a. Pflanzenöle, Vaseline, Waffenöl, Bauchbutter, Propolis-Tinktur, diverse Homöopathika, pfundweise Schüßlersalze, anthroposophische Medizin, Eichenrinde u.a. übliche Hausmittelchen. Besonders gut tat mir die jeweilige Salbe, wenn ich sie mit hochwertigem Manuka (720+)-Honig mischte, von dem ich im Laufe der Monate mehrere Gläser à über 100 Euro in den Anus schmierte.

Besondere Hoffnungen knüpften wir an das in vielen Erfahrungsberichten hochgelobte „Fissur-Öl", welches wir extra im Internet bestellten. Leider entpuppte es sich dann als teure Mischung aus eher profanen Ölen, die durchaus zum Schmieren geeignet war, aber ebenso wenig Erlösung wie das andere Zeug brachte. In dem Gesamtkatalog des besagten Internet-Shops fanden sich kurz nach der Beschreibung des Fissur-Öls Produkte wie „Gleitgel, speziell für Analsex“ u.v.m., was gewisse Rückschlüsse darüber nahelegte, wie man auch ohne Chirurgenpfusch zu Fissuren kommen konnte...

Noch größere Erwartungen setzten wir in den „Fissur-Stift“, den Mutter ebenfalls im Internet für knapp 50 € erstand; ein Haufen Geld für solch ein wenige cm kleines Hartplastikteil in Form einer langgezogenen Hantel mit einer kurzen Kordel daran, fast wie ein Tampon. Ach, wenn es nur helfen würde, hätte ich auch 5000 € oder mehr bezahlt!

Da ich keine direkte Postadresse mehr im Raum X-Stadt besitze, schickte Mutter den Umschlag an die Besitzerin eines zentral gelegenen CD-Ladens. Als ich ihn gerade abholen wollte, wurde direkt vor meinen Augen eine Taube totgefahren, die ich im Augenwinkel kurz zuvor noch hatte quicklebendig herumlaufen sehen. Die Tauben stehen mir grundsätzlich sehr nah, wobei es immer ultra-traurig ist, wenn eine stirbt, doch dieses Mal brachte es ein ohnehin schon brodelndes Fass zum Überlaufen.

Ich sprang zwischen die nachfolgenden Autos, packte die Taube in meinen hastig abgestreiften Pullover und schrie dabei vor jäher Trauer die halbe Fußgängerzone zusammen. Erst als ich bemerkte, dass, wenn ich nicht ruhiger wurde, Passanten vielleicht einen Krankenwagen rufen würden, unterdrückte ich den aufgestauten und aktuellen Kummer bzw. sparte ihn mir für die spätere Tauben-Beerdigung auf.

Solcherart geschah immer öfter, je länger die Fissur-Geschichte ging: Meine Nerven hielten einfach nichts mehr aus – als bestünde eine Supraleitung vom Anus direkt ins Gehirn. Meine Disziplin ging zwar noch so weit, dass ich darauf achtete, mir in der Öffentlichkeit möglichst nicht zu viel davon anmerken zu lassen, doch was war aus dem starken, seelenrobusten Kämpfer Fajiron geworden? Ein schwaches, jammerndes Bündel Mensch? Mit z.T. starken Schmerzen unterschiedlicher Genese und Lokalisation war ich durchaus vertraut, aber nicht mit sowas:

Ich hätte kaum zu sagen vermocht, ob, nachdem die akuten ersten Post-OP-Wochen vorbei waren, es die Intensität oder die Art der Schmerzen waren, die mich langsam in den Wahnsinn trieben. Den Anus in dieser Weise zu spüren, das hatte irgendwie etwas Demütigendes, Unehrenhaftes, ja beinahe „Vergewaltigendes“ an sich. Meinen üblichen kleinen Jobs konnte ich nur eingeschränkt nachgehen, mimte dann allerdings den Tatendrang-erfüllten, gutgelaunten Clown, als den man mich eher kannte.

Wumm! Wuuumm! Wuuumm!

Hatte es je eine Zeit ohne dies gegeben? Es war doch erst ein paar Wochen her; dennoch stellte sich zunehmend ein Gefühl der Hoffnungs- und Hilflosigkeit ein.

Der Fissur-Stift, der halb in den Anus eingeführt werden und durch Kompression zur Wundheilung beitragen sollte (angeblich binnen weniger Tage), tat zwar ausgesprochen gut, solange er „drinnen“ steckte, führte aber nicht wirklich zur Heilung. Immerhin konnte ich damit etwas aufrechter am Tisch „sitzen“, was ansonsten unmöglich war. Abends lag ich, auf große Kissen gebettet, in erheblicher Schräglage, um so wenigstens meine Schneiderei- und Handarbeiten fortzusetzen.

Im Freibad ging ich nur noch bis zu den Oberschenkeln ins Wasser, kam eigentlich primär zum Duschen her, wobei die Fahrt mit dem Stadtbus eine üble Tortur darstellte: Jede Kurve, jede Unebenheit der Straße, insbesondere bei dem rasanten Fahrstil der X-Städter Busfahrer, zerrte am „wunden Boppes“; außerdem wurde ich regelmäßig von älteren Fahrgästen angepöbelt, wenn ich zwei Sitze für mich blockierte, selbst wenn daneben noch reichlich leere Plätze vorhanden waren. Wenn ich dann zurück blökte, ich sei frisch am Anus operiert, herrschte sofortige Stille des Entsetzens, so dass ich wenigstens in Ruhe gelassen wurde.

Bei Dr. Lind fühlte ich mich wirklich gut betreut, dennoch konnte es nicht schaden, Experten zu konsultieren, die den ganzen Tag ausschließlich mit dem Enddarm befasst waren … – dachten wir zumindest. Mutter hatte per Suchmaschine einige solcher Proktologie-Spezialisten ausfindig gemacht, die ich nun aufsuchte, bereits in Erwägung ziehend, dass manche schlecht heilende Fissuren auch ausgeschnitten werden – was zunächst neue, großflächigere, aber flachere Wunden im Kanal und eine vielwöchige Ausheilungszeit mit sich führt.

[Es gibt im Internet sogar kurze Demo-Filme darüber. Ich bin ja hartgesotten, aber sich sowas anzugucken, während man selber gerade den Anus zerrissen hat, ist vielleicht etwas ungünstig …]

Wie dies bei meiner Stuhlgangs-Situation funktionieren sollte, war mir schleierhaft, doch man klammert sich schließlich an jeden Strohhalm. Viele Betroffene berichten allerdings auch, dass die ganze Prozedur nichts gebracht hat, weil die Fissuren doch wieder aufreißen oder gar an anderer Stelle neu entstehen.

Mit Angst vor und zugleich Hoffnung auf Genesung mit Hilfe der Fissurektomie fuhr ich zunächst zu Frau Dr. Asinus, die in einer Klinik am schönen Rhein praktizierte. Naiv wie ich war, hatte ich die wichtigsten Salben, die ich bisher ausprobiert hatte, namentlich viele Wochen lang das Diltiazemhydrochlorid, das Dr. Lind kontinuierlich verschrieb, in eine Tüte gepackt, die ich nun vor der Proktologin auf den Tisch entleerte. Der Gedanke dahinter war, dass Wiederholungen von erfolglosen Behandlungen vermieden werden sollten.

Frau Dr. Asinus fuhr mich brüsk an, was das solle, sie interessiere sich nicht dafür, was andere Ärzte oder gar Heilpraktiker gesagt hätten! Bzgl. Rippers „Lasertherapie“

meinte sie nur, das sei ja eine hübsche Scharlatanerie, und warum ich mich nicht gleich an einen Experten gewandt hätte.

Tja, hinterher ist man immer klüger …

Als ich in Seitenlage auf der Liege lag, steckte sie mir plötzlich ohne Vorwarnung ein kaltes Gerät hinten hinein, so dass ich vor Schreck und Schmerz aufschrie, was sie denn da machen täte?! Ich hatte das Gefühl, mir risse innendrin wieder alles auf!

Es gibt verschiedene Instrumente zur Untersuchung des Enddarmbereiches wie Spekulum, Proktoskop, Rektoskop u.a., aber keines davon ist förderlich, wenn man bereits am Anus verletzt ist!

Frau Dr. Asinus meinte dann, da wär' ja gar nichts, das sei ein ganz normaler Anus, und ich solle mich vielleicht mal „woanders" beraten lassen … (umpf, das klang nach Psychologie). Mit einer Info-Broschüre zu Mucofalk® (einem Ballaststoff-Pulver aus Flohsamen) sowie einem Rezept für Diltiazemhydrochlorid entließ sie mich.

Wie ein begossener Pudel fuhr ich heim.

Das konnte doch gar nicht wahr sein: Dr. Lind hatte die beiden Fissuren im zeitlichen Verlauf definitiv gesehen und dokumentiert. Sie waren zwar kleiner geworden, aber die auf 1 Uhr war noch fast 2 cm lang, vor allem wohl sehr tief, denn sie wummerte unentwegt, mal mehr, mal weniger.

Er war der einzige Arzt, bei dem ich freiwillig einer Proktoskopie zugestimmt hatte, etliche Wochen nach der Marisken-OP. Und nachdem er mit dem Finger eine gewisse tastbare Verengung des Analkanals festgestellt hatte, benutzte er rücksichtsvollerweise nur noch ein Proktoskop in Kindergröße, welches immer noch einen stattlichen Durchmesser hatte und an einen Penis aus Stahl erinnerte.

Nur zwei Tage nach der Fahrt an den schönen Rhein hatte ich einen Termin in einer Großstadt, ebenfalls am

Rhein, beim sich als sehr erfahren präsentierenden Koloproktologen Herrn Dr. Weißlotos. Wochenlang hatte ich darauf gewartet, dann nochmal drei Stunden im Wartezimmer. Ein netter junger Mann neben mir stöhnte verhalten, man müsse hier immer so lange warten, er halte das nicht mehr aus, er habe doch solche Kopfschmerzen …!

Weil alle Stühle und Sessel besetzt waren, nahm ich auf dem Fußboden Platz, in der üblichen Haltung, ähnlich der der alten Römer, wenn sie zu Tisch lagen. Ich musste zunächst Unmengen Fragebögen ausfüllen, die nicht so aussahen, als ob sie jemals gelesen würden. Dann sollte ich Einwilligungserklärungen für alle möglichen Untersuchungen unterschreiben – auch solche, die für mich definitiv gar nicht anstanden!

Ich bat, doch zuerst mit dem Arzt sprechen, ihm meine „Schwellbatzen“ von außen zeigen zu dürfen, ach ja, und meine bisherigen Salben hätte ich auch dabei … Doch Dr. Weißlotos, der an Barschheit Dr. Asinus noch übertraf, motzte mich an, er würde nicht mit mir sprechen, bevor er nicht eine Proktoskopie durchgeführt hätte – was die Kollegen gesagt hätten, interessierte ihn nicht!

Ich flehte ihn an, ich würde es ja unterschreiben wollen, nur bitte, zuerst fünf Sekunden von außen gucken …

„Nein!!“, donnerte er, wie man einen Hund, der wiederholt an etwas Verbotenem naschen will, zurechtweist.

Normalerweise hätte ich an diesem Punkt einfach gehen sollen, doch ich war nicht im Besitz meiner üblichen Kräfte, hatte schließlich so lange auf diese Sprechstunde gewartet, hoffte immer noch, jemand würde mir helfen … deshalb ließ ich es geschehen, zitternd in mich hinein schluchzend.

Ich bestand auf einem Kinder-Proktoskop, aber selbst das riss mir wieder etwas auf. Immerhin sah Dr. Weißlotos die Fissuren, deren Therapie, man höre und staune, fortan aus Diltiazemhydrochlorid bestehen sollte. Außerdem verschrieb er mir zwanzig Portionsbeutel des ohnehin frei verkäuflichen Movicol®, welches eine Lockerung des Stuhls bewirken sollte. Dass ich inzwischen 2 x täglich den Irrigator mit je gut ½ Liter Wasser anwendete, gefiel ihm gar nicht: lieber Chemie einnehmen! In 6 Wochen sollte ich nochmal kommen …

Zwischendurch suchte ich noch Herrn Dr. Menschlich auf, der an einem Krankenhaus in relativer Nähe des Wohnortes meiner Eltern praktizierte. Dieser machte eine vorsichtige Proktoskopie, bei der er statt der tiefen Fissuren nun „ca. 5 Haar-Risse“ sah. Das könne man aber nicht operieren, die müssten von selber zugehen …

Inzwischen waren die veranschlagten Heilungszeiten von einzelnen Wochen auf „ca. 3 Monate“ gestiegen. War ich denn in einem Irrenhaus?!

Bei manchen Ärzten musste man mehrere Papiere unterschreiben, bevor sie einen untersuchten, während andere machten, was sie wollten.

Dann die unterschiedlichen „Befunde“, im Abstand von wenigen Wochen oder gar einzelnen Tagen erstellt: Je nach „Experte“ und den benutzten Gerätschaften hatte ich also „2 Fissuren“, „eine tiefe Fissur“, „einen ganz normalen Anus“ oder „5 Haar-Risse“!

Was noch viel schwerer wog: Vor dem Hintergrund der inzwischen fast drei verstrichenen Monate seit der Marisken-OP, machte es wenig Sinn, nur den Ist-Zustand zu betrachten! Eigentlich nennt man so etwas in Medizinerkreisen „Anamnese“. Früher, als es noch nicht so viele medizinische Apparaturen gab, war das der wichtigste Schlüssel zu Diagnose und Therapie, sofern die Patienten nicht gerade an offensichtlichen Knochenbrüchen oder Schwertwunden litten.

Wenn also die Fissuren nach 3 Monaten noch nicht verheilt sind, müssten sie lt. aktueller Lehrmeinung ausgeschnitten werden, da sie dann bereits als chronisch gelten.

(Zu diesem Zeitpunkt bluten sie oft gar nicht mehr, schmerzen dennoch höllisch.) Sind die Erstfissuren scheinbar verheilt, zumindest oberflächlich, aber stattdessen viele Haar-Risse vorhanden, sollte doch dringend überlegt werden, wo die herkommen und ob die Annahme realistisch sei, dass es bis zu deren Verschwinden nicht längst wieder zu neuen Läsionen kommen wird?

Abgesehen davon: Wenn sich alle Ärzte außer Dr. Lind weigerten, den Anus von außen zu betrachten (wo man zu jedem Zeitpunkt mit bloßem Auge, am besten mit einer kleinen Lupe, die 1-Uhr-Wunde sehen konnte), mussten sie zwangsläufig zu falschen Schlüssen kommen.

Was steckte dahinter? Hochmut, sich „nicht vom Patienten hereinreden zu lassen"?

Ich bemühte mich stets, demutsvoll und keineswegs besserwisserisch aufzutreten, was das Fachgebiet des jeweiligen Arztes betraf. Mein Körper ist aber mein Körper; niemand kann besser hineinspüren als ich selbst! So merkwürdig die Geschehnisse in meinem Leben auch oft waren: Es hat sich, spätestens im Nachhinein, immer herausgestellt, dass meine Wahrnehmungen berechtigt waren!

Aber das ist Ärzten wohl suspekt: Zum Folgetermin bei Dr. Weißlotos kam ich mit zwei dicken Schwellbatzen, unter denen frisch gerissene Fissuren lagen – 1 und 7 Uhr, wie gewohnt. Einen Tag zuvor hatte ich, entgegen meinem Überlebenstrieb, den Irrigator weggelassen, so dass der normal-konsistente Stuhl die Heilarbeit von Wochen zerstört hatte. Ich hatte gedacht, man könnte es riskieren; falls es schiefginge, würde der Arzt mir vielleicht endlich helfen, anstatt nur die ewig-gleiche Salbe aufzuschreiben!

Nach den üblichen 3 Stunden auf dem Teppichfußboden durfte ich im Sprechzimmer weiter unten warten. Der PC war eingeschaltet; auf dem Bildschirm las ich in meiner Kartei die Notiz: „Cave! Psy". Schau' mal einer an …: Vorsicht, Psycho, wahrscheinlich, weil ich mich vor der Proktoskopie aus Angst vor neuen iatrogenen (d.h. vom

Arzt verursachten) Schäden leicht aufgeregt, auch ein paar Tränen verdrückt hatte (die ja auch, wie sich dann zeigte, berechtigt waren).

Dr. Weißlotos inspizierte meinen wunden Anus und fragte dann im Plauderton: „Na sowas, was is'n da passiert, hatten Sie harten Stuhl?", woraufhin ich erklärte, nein, nur wie angewiesen, den Irrigator weggelassen!

[Es ist zwar korrekt: Wenn man nur noch dünnen Stuhl hat, wird der Schließmuskel nicht mehr gefordert, kann sich in Folge zusammenziehen oder verkürzen. Mir kann andererseits niemand erzählen, dass Wunden, an denen täglich derart herumgezerrt wird, dass sie immer wieder neu aufplatzen, auf <u>diese</u> Weise heilen können! Auch <u>weiche</u> Häufchen gewährleisteten inzwischen nicht mehr, dass nicht doch wieder etwas kaputtging.

Übersichtlich ausgedrückt: <u>Mit</u> Irrigator kam es <u>manchmal</u> zu Neurissen. <u>Ohne</u> <u>immer</u>!]

Der einzige Kommentar, der Herrn Dr. Weißlotos zu der Misere einfiel, lautete: „Essen Sie mal 'n Apfel und überlegen Sie, was Sie nicht loslassen wollen!"

Diese koloproktologische Praxis verließ ich, nachdem ich mit noch einmal aufgeflackerter Energie an der Rezeption der Ehefrau des Arztes deutlich die Meinung gesagt hatte, mit einem neuen Rezept: 20 Beutel Movicol® und eine Tube Diltiazemhydrochlorid!

Genussvoll zerriss ich es über dem nächstgelegenen Mülleimer …

Reise nach Russland

*„Ein Hoffen, das zu lange währt,
macht krank das Herz,
jedoch ein Lebensbaum
ist der erfüllte Wunsch."*
(Bibel, Sprüche 13, 12)

Zwischen all den Arztterminen versuchte ich mein normales Leben weiter fortzusetzen. Es ging nicht.

Das erste Mal in meinem an Abenteuern reichen Leben beeinträchtigte mich etwas so allumfassend, dass jegliche Strategien versagten. Alles, was mir früher immer eine Riesenfreude bereitet hatte, und sei es nur eine schöne Landschaft im Herbstlicht, ein Lieblingssong im Radio, eine Situationskomik, über die ich mein fast schon berüchtigtes ausdauernd-schallendes Lachen ertönen lassen konnte … tat mir jetzt eher weh.

Das waren keine Wund- oder Gelenkschmerzen, nicht einmal Kopf- oder Zahnschmerzen …, das war das Entwürdigendste, was ich je gefühlt hatte! Mitten in mir drin und ständig präsent, ein bis zwei lächerlich winzige Risse, vielleicht sogar bald nur noch Narben, und zunehmend die grundsätzlich verzweifelte Situation btr. den Ärzten – dass man mit allem letztendlich alleine gelassen wurde.

Jeder neue Arzt würde zuallererst nur wieder auf einer Proktoskopie bestehen, die mich aber um Wochen, vielleicht Monate der Heilarbeit zurückwerfen würde. Ein anthroposophischer Arzt empfahl mir per Telefon diverse Nahrungsergänzungsstoffe, die das Bindegewebe stärken sollten, dazu das umstrittene „MMS", welches mir weder genutzt noch geschadet hat.

Über meine neue „Hausärztin", die ich für manche Überweisungen brauchte, erbat ich mir ein Rezept für Nitroglycerin-Salbe, die als potent bei verkrampften Schließmuskeln gilt. Aber nichts half wirklich; der Anus wurde immer enger. Der Irrigator war mein bester Freund und dominierte zugleich meinen Tagesablauf wie ein Schreckgespenst: Kaum war die morgendliche Prozedur beendet, schien es auch schon Abend zu werden, zu dem der nächste Einlauf anstand.

24 Stunden damit auszusetzen wäre zu riskant, weil der Stuhl binnen dieser Zeit von „halbflüssig" zu harten Hasenkütteln eindickte. Es war zwar angenehm, den Darm häufig zu leeren, doch auf diese Weise fühlte ich mich zunehmend ausgelaugt, hatte auch den Eindruck, dass die kostbaren Sachen, die ich zu mir nahm, gar nicht mehr lange genug im Körper verblieben, um ihm zu nutzen.

Meine Freundinnen gewöhnten sich daran, dass ich entweder schief auf dem Sofa herumhing oder „zwischen" zwei Stühlen saß, wenn wir uns trafen.

Für mein geliebtes Motorrad, das ich nach wie vor fuhr, zumal es mir etwas Kraft gab, nähte ich einen Kunstfell-Sitzbezug – dabei hatte ich im letzten Jahr noch leichtspöttisch über ältere Herren gelächelt, die zwar eine dicke Harley, aber mit einem „Opa-Fell" darauf fuhren.

Wo war mein neues Leben, das doch so zum Greifen nahe vor mir gestanden hatte?

Ich schlich wie eine alte Oma umher, ließ mir sogar im Getränkemarkt dabei helfen, eine Kiste Bier für meinen Vermieter auf die Sackkarre zu heben.

Wumm! Wuuumm! Wuuumm!

Trotz dieses Infernos in meinem Analkanal trat ich im Oktober eine von langer Hand geplante mehrtägige Russland-Reise im Rahmen eines Kulturaustausch-Programms an. Eines meiner Bücher war ins Russische übersetzt (wenn auch noch nicht gedruckt) worden und die tüchtige Dame, die dies vermocht hatte, hatte mich zu einem Kurzvortrag einladen lassen. Diese einmalige Gelegenheit, internationale Kontakte zu knüpfen, konnte ich unmöglich versäumen. Alle Disziplin verwandte ich auf die Bewältigung der Anreise:

Zuerst fuhr ich mit dem Zug nach Frankfurt Flughafen, wo ich mit der deutschen Delegation zusammentraf, die außer mir aus meist älteren, freundlichen Herren bestand.

In Flugzeugen ist es mir schon unter normalen Umständen viel zu eng; jetzt aber waren die über drei Stunden Flug bis Moskau fast unerträglich, vor allem während der Anschnall-Phasen, konnte ich doch unmöglich aufrecht sitzen. An meinen üblichen Tagesablauf war in solchen Körperhaltungen auch nicht zu denken, und in Moskau war es mindestens zwei Stunden früher dunkel.

Von der Hauptstadt aus ging es, in einen alten Ford Transit eingepfercht, mehrere Stunden lang über z.T. sehr holprige Straßen weiter nach Kaluga, wo wir im Hotel wohnen durften.

Vor mich hin wimmernd, kippte ich förmlich aus dem Transporter, hatte mich die ganze Fahrt über nur notdürftig festhalten können, um dem Gesäß die Belastung (und die damit verbundene Reibung an den wunden Stellen) während der vielen Kurven und Schlaglöcher zu vermindern, nicht wissend, ob ich mich nach links oder rechts lehnen sollte, z.T. auf den Knien auf dem Boden vor dem Sitz kauernd. Was sollten bloß die Männer von mir denken?

Im für meine Begriffe luxuriösen Hotelzimmer packte ich zuerst den Irrigator aus. Meine Mutter benutzte so einen höchstens einmal im Jahr, mit gesundem Anus, selbst dann schon mit großem Unbehagen. Ungleich mehr Geschick, Konzentration und Nervenstärke erforderte es, die schmale Plastiktülle zweimal am Tag durch einen rissdurchsetzten, vielleicht drei bis vier cm langen Kanal zu lotsen, ohne noch mehr Schaden anzurichten.

[Mag sein, dass die Ärzte auch deshalb skeptisch waren, aber ich bin gelernter Feinoptiker und Präzisions-Handarbeiter mit exzellenter Feinmotorik: Der Irrigator hat mich noch nie verletzt, die Proktoskopie besagter „Experten" sehr wohl! Der Unterschied besteht auch darin, dass ich meine Suppen selber auslöffele.

Der Arzt aber, der mir den Arsch versaut, geht dann nach Hause, zu Abend essen, mit seinen Kindern spielen oder Party machen, in den Urlaub fahren etc. – während ich heulend im Wagen hocke und wochenlang dafür büße, dass ich ihm vertraut habe!]

Die Begrüßung mit Frau Malova Nina war herzlich; wir hatten uns so vielerlei zu erzählen. Es tat mir nur so sehr leid, dass sie mich nun von meiner schlechtesten, schwächsten Seite kennenlernte.

Väterchen Frost hatte sich bereits über Mütterchen Russland gelegt. Ein Funken seines früheren Leuchtens huschte über mein Gesicht, als ich die vielen Tauben in der Stadt sah.

Meine kleine Rede, die nur eine von vielen auf dieser für Russland innovativen Veranstaltung zum Thema „Inklusion" (von Menschen mit Behinderung) darstellte, gelang: Niemand konnte mir ansehen, wie es innen drin aussah, dass ich hier über Zukunft sprach, für mich selbst aber fast keine mehr sehen konnte.

Abends auf dem Hotelzimmer erweiterte ich meine Russischkenntnisse, indem ich schief auf dem Bett lag und mich quer durch das einheimische Fernsehen zappte: Nachrichten, Spielfilme, Panzer-Rennen und Naturwissenschafts-Dokus.

Der Vortrag eines der älteren Mitglieder unserer Gruppe ging mir nicht mehr aus dem Kopf. Er hatte über Menschen mit einem sog. „künstlichen Darmausgang" (puh, was für eine abschreckende Bezeichnung!) bzw. Stoma oder Anus Praeter gesprochen, und dass er in Ostdeutschland Leiter einer entsprechenden Selbsthilfegruppe sei.

Ich fand ihn sehr sympathisch, und wie es der sog.

„Zufall“ will, traf ich ihn am nächsten Morgen am Frühstückbuffet – allein!

Bei Selbsthilfegruppen-Aktivisten ist davon auszugehen, dass sie falsche Scham und Tabus längst abgelegt haben; schließlich ist es ja ihr Impuls, die Öffentlichkeit aufzuklären, sich für Verständnis einzusetzen. Also fasste ich mir ein Herz und fragte ihn, ob er denn selber betroffen sei?

Er bejahte und beantwortete gerne meine Detailfragen. Seit 22 Jahren lebte er nach einer Krebs-OP mit dem Stoma, kam bestens damit zurecht, hatte eine Frau und ein erfülltes Leben, fuhr Fahrrad, ging sogar schwimmen und in die Sauna, beriet andere Patienten. Nur zweimal habe es eine Panne mit einem geplatzten Beutel gegeben: Das erste Mal zwei Tage nach der OP – da habe er gedacht, sein aktives Leben sei vorbei, das würde jetzt jeden zweiten Tag passieren! Das andere Mal sei während einer Urlaubsreise in die Türkei passiert, wohl aufgrund des ungewohnten Essens dort, habe aber auch kein Problem dargestellt: Seine Frau habe dem Hotelpersonal einfach alles erklärt und um frische Bettwäsche gebeten, das war‘s.

Der Herr, dessen Namen ich nicht mal genau kannte, zeigte mir sogar einen seiner Reservebeutel mit Filter, der sehr handlich aussah, versicherte mir auf meine bange Frage: Nein, da riecht nichts! Er meinte dann noch, es gebe eigentlich nur eine wirklich gravierende Komplikation bei Anus Praeter-Anlagen: Wenn der Betroffene den Klebstoff für die Beutel (die einfach auf die Haut aufgeklebt, nicht etwa an eine Art implantiertes Rohr, oder was man sich als Laie so vorstellt, angedockt werden) nicht verträgt.

Als ich das hörte, schlugen mir die Alarmglocken: Ich war auf fast nichts allergisch, nicht mal auf die hochaggressiven Chemikalien in der feinoptischen Fabrik damals … nur auf Pflaster!

Dieses Gespräch demonstrierte, in welchen Bahnen sich inzwischen meine verzweifelten Gedanken bewegten:

Auch wenn der Kopf immer noch argumentierte, es gäbe sicher noch irgendwo einen Arzt oder eine Therapie, die meinen armen Anus retten könnte, spürte ich tief innendrin:

Das gibt nichts mehr, dieser Schaden ist irreparabel!

Malova Nina und ich seilten uns an den Folgetagen vom offiziellen Tagungsprogramm ab, um eine in ihrer Region hoch angesehene Heilerin zu besuchen, die mich bereits aus der Ferne „angeschaut" hatte. Zweimal saßen wir für mehrere Stunden bei ihr, in einer mit Ikonen, anderen Heiligenbildern und vielen einschlägigen Büchern bestückten Wohnung in einem der für Kaluga typischen, äußerlich eher heruntergekommenen, aber gut geheizten Häuser.

Für den spirituellen Weg gab die alte, autoritäre Dame mir einige wertvolle Hinweise, außerdem Diätanweisungen und alternative Tabletten (darunter welche, die an eine Mischung aus Lakritz, Polierpech und geronnene Lava erinnerten) für meine Eingeweide. Den gequälten Anus zu heilen vermochte sie leider nicht.

Sie meinte in ernstem Tonfall, dass nur noch 60% meiner Zellen richtig arbeiten würden – was immer das heißen mochte. Vielleicht, dass etwas in mir bereits angefangen hatte, sich aufzugeben?

Auf dem Rückflug bekam ich einen Platz in der letzten Reihe zugewiesen, was bedeutete: Der Vordermann konnte seine Lehne zurückklappen, damit meinen eigenen knappen Flugzeug-Lebensraum noch weiter beschneiden, während das bei meinem Sitz <u>nicht</u> möglich war. Als sich dann noch eine stark übergewichtige Frau, die eigentlich zwei Plätze beansprucht hätte, neben mich setzte, dachte ich, mein letztes Stündlein hätte geschlagen. Glücklicherweise stellte sich heraus, dass ein (schlanker) russischer Arzt, der nach Deutschland ausgewandert war, Anrecht auf jenen Sitz hatte, und so gelangte ich, statt zu ersticken, noch in den Genuss einer spannenden Unterhaltung, da auch noch eine junge Heilpraktikerin vom Ural daneben saß.

Ob ich Malova Nina je wiedersehen würde, gesund und wieder ich selbst seiend?

Eigentümliche Motorrad-Touren

*„Warum muss ich jeden Tag
Geisterbahn fahr'n?!"*
(Popsong aus der Zeit der „Neuen Deutschen Welle",
1980-er Jahre, von der Gruppe „Extrabreit")

Zur Zeit der Russland-Reise begann ich eine neue Therapie in der Nähe meines elterlichen Wohnsitzes: Das Analdehnen.

Vorab gesagt, es ist genau so, wie der Name klingt: widerlich! [Im Mittelalter wurde so etwas als eine von vielen Foltermethoden praktiziert.]

Ich hatte mir bereits im Spätsommer in der Apotheke einen Analdehner aus Plastik gekauft, um der fortschreitenden Verengung meines wichtigsten Loches der Welt etwas entgegenzuwirken, es jedoch nicht fertiggebracht, ihn hinreichend einzuführen, weil selbst das kleinste Modell von drei zur Auswahl stehenden Größen mir noch zu dick erschien.

Lieber „saß" ich stundenlang auf dem in der Mitte nur wenige Millimeter messenden Fissurstift, wobei die Assoziation zu einem einschneienden Iglu, dessen einziges Luftloch mit einem Stöckchen offen gehalten wird, gar nicht so abwegig war.

Die ambulante Dehn-Behandlung in Marsberg bestand darin, dass ich alle paar Tage den gut mit Lidocain eingeschmierten Finger des Chefarztes langsam und vorsichtig in besagtes Loch hineingeführt bekam, wo er etliche Minuten, vielleicht sogar eine Viertelstunde verweilte, um dann ebenso vorsichtig wieder herausgezogen zu werden.

Dies sollte, zusammen mit dem als „Kopfschmerz-Salbe" berüchtigten Rectogesic® (von der ich immerhin keine Kopfschmerzen bekam) den vermuteten Sphinkterspasmus (Verkrampfung der Schließmuskel aufgrund der

Schmerzen) lösen. Dadurch würde der geschädigte Bereich auch besser durchblutet und könnte abheilen.

Eine Proktoskopie hatte auch bei Dr. Bucher nichts Neues gebracht. Er meinte, im größeren Proktoskop könne man mehr erkennen als mit dem in der Kindergröße, aber das tat mir überhaupt nicht gut.

Hier waren jetzt wiederum „Haar-Risse" zu erkennen, aber das, was mir die übelsten Schmerzen bereitete, lag wohl entweder tiefer unter der Haut oder ging in dem Wust aus milchigem Gleitmittel-Geschmier und natürlichen Afterrandfalten unter.

Es war schon ulkig und immer noch besser als eine Fissur-Ausschneidung, dass ich nun fast alle drei Tage frühmorgens insgesamt 50 km auf dem Motorrad fuhr, nur um mir den Finger in den Arsch stecken zu lassen; Chefarztbehandlung, wohlgemerkt!

Tückisch: Das Lidocain betäubte zunächst etwas die ultraempfindlichen Schleimhäute, doch während der Rückfahrt, spätestens zurück in Waldstadt, hatte ich wieder dicke „Schwellkörper", in denen es umso mehr wummerte, je später der Tag wurde, vor allem auf Position 1 Uhr.

Den Irrigator sollte ich weglassen, stattdessen Abführmittel nehmen, was ich nach einiger Zeit und neuen Blessuren verweigerte. Ich brauchte keine Abführmittel, die sowieso in therapeutischen Dosierungen noch nie wirkten, sondern nur meinen alten, normal-weiten wunderschönen Anus zurück!

Immerhin, Dr. Bucher war sehr geduldig und rücksichtsvoll; ich fasste Vertrauen, dass er mir letztendlich helfen würde … auch falls die derzeitige Behandlung nicht den gewünschten Erfolg brachte.

Also schmierte ich die brennende Salbe, stellte mir den Wecker, denn da die Termine i.d.R. um 8 Uhr angesetzt waren, musste ich angesichts der nasskalten Spätherbstverhältnisse im auch als „Klein-Sibirien" bekannten Nord-

Nord-Hessen ausreichend Reservezeit für die Anfahrt einplanen. Ich hatte erst vor wenigen Jahren meine Führerscheine gemacht (außer PKW) – in dem Alter wird man nie mehr so routiniert, speziell auf dem Motorrad, wie wenn man es als Jugendlicher angefangen hätte.

Ein schöner Gedanke: als ich 16, 17 Jahre alt war, wohnten wir schon in diesem Haus; das Motorradfahren war ein unerfüllter Wunschtraum. Diesen hatte ich mir auf meine „alten Tage" doch noch erfüllt und fuhr jetzt just von diesem Haus los, die Eltern in der Tür zum Abschied winkend, als führe ich zur Schule, als lägen nicht 30 Jahre dazwischen … herrlich!

Aber ich fuhr nicht zur Schule oder Ausbildung, sondern zum Analdehnen, und das Fahren, die große Freiheit, konnte ich nicht genießen, weil ich auf einem Kaktus saß! Ich fuhr bei Regen, matschigen Landstraßen, dickem Nebel und zunehmender Glatteisgefahr. Vor allem kalt war es; viel weiter als bis Marsberg hätten meine Hände trotz doppelter Winterhandschuhe ohnehin nicht durchgehalten. Schon längst begegneten mir keine anderen Motorräder mehr.

Einmal war der Nebel so dick, dass ich mit 30 km/h im zweiten Gang dahinschneckte: Bergauf durch den Wald nach Vielweiler, dann die scharfen Kurven und Gefälle herunter nach Donstein, wohl einem der gefährlichsten „Wetterlöcher" Deutschlands, denn dort können Glatteis und Düsternis herrschen, während in Waldstadt und Marsberg zugleich die Sonne scheint – als befänden sich diese Orte, obwohl nur wenige Kilometer voneinander entfernt, in einer anderen Klimazone!

Nach Donstein ging es wieder bergauf, eine hübsche Buckelpiste voller Dreck aus der Landwirtschaft, eine wenig befahrene Straße, aber manchmal schob ein Lastwagen hinter mir. Dann kam schon Führmahr in Sicht, ein kleiner, nicht mehr ganz so düsterer Ort, gefolgt von Weiden, schroffen Felsen und Wald, aus dem heraus oft große Greifvögel die Straße querten. Ein kurzes Stück danach konnte man bei gutem Wetter bereits den auffallend roten Turm von Marsberg über die Bäume ragen sehen … alles in allem wirklich keine lange Strecke, doch mit trotz Winter-Spezialhandschuhen abfrierenden Fingern, schlechten Sichtverhältnissen, zu früh aus dem Bett geworfen und die Dehn-Prozedur vor Augen, dehnte sie sich schier bis zur Mars-Umlaufbahn aus.

Das Jahr machte Fortschritte (weshalb ich inzwischen im Dunkeln losfahren musste), der Anus nicht. Zwar gab es zwischendurch immer wieder einige Lichtblicke, aber ebenso viele Rückschläge. Ich hatte so gehofft, bis zu meinem Geburtstag, spätestens bis Weihnachten, sei wieder alles in Ordnung, doch Dr. Bucher veranschlagte mittlerweile drei weitere Monate.

Normalerweise war ich nur maximal zwei bis drei Wochen am Stück in Waldstadt; meine Eltern hatten mir großzügig ein paar Wochen dazu geschenkt, doch schon wegen der Fahrerei wurde es allmählich kritisch.

Riesenglück im Riesenunglück: Marsberg hatte einen kleinen Wohnmobil-Parkplatz mit Steckdosen und Wasserstelle direkt hinter dem Schwimmbad, für mein begrenztes Budget bezahlbar und nur einen Kilometer von der Klinik entfernt!

Normalerweise durfte man dort nur fünf Tage am Stück stehen, doch die Stadt erlaubte mir freundlicherweise einen längeren Aufenthalt, nachdem ich ihnen (in Begleitung meiner Mutter als „grauer Eminenz im Hintergrund“) erklärt hatte, wofür. Also verlegte ich meinen fahrenden Wohnsitz dorthin, nachdem ich noch mein orangefarbenes Schätzchen (Motorrad) nach X-Stadt zum Winterlager gefahren hatte.

Das war eine Tour, an einem der letzten Novembertage,

nicht mehr weit vom Gefrierpunkt entfernt, aber immerhin trocken. Ich wusste wirklich nicht, ob diese Strecke, z.T. Autobahn, z.T. über Landstraßen, durch kleine Käffer, in denen man nur 30 km/h fahren durfte, insgesamt mindestens fünf Stunden Fahrzeit, in meiner Verfassung noch zu schaffen war, wobei es mich relativ wenig berührte, ob ich es überleben würde.

Ich überlebte, aber frage man nicht, wie?

Ich trug so viele Kleidungsstücke übereinander, dass meine Mobilität an die eines Astronauten im Raumanzug grenzte, hielt nur zum Trinken und Pinkeln an, wobei letzteres an sich schon eine Herausforderung darstellte.

Die Sonne stand die ganze Zeit über so tief, dass es den Eindruck erweckte, sie wolle jeden Moment untergehen, aber es war nur die typische beginnende Winterzeit …

Nein, ich sollte längst nicht mehr so weit draußen sein!

Was im lauen Früh- oder Spätsommer ein wahres Vergnügen dargestellt hätte, mutierte nun zum puren Survival-Training. Dennoch, irgendwie tat es gut, sich nochmal als „ganzer Kerl“ zu fühlen!

Ich übernachtete bei der lieben Iris, die eine Pension in der Nähe von X-Stadt hat, und fuhr die Maschine am nächsten Morgen zur Lagerwerkstatt, danach mit dem Zug zurück nach Waldstadt, ins Ungewisse.

Ich weinte erbärmlich vor mich hin.

Würde ich mein oranges Schätzchen je wiedersehen, mit übersprudelnder Freude darauf fahren können, ohne dass ein Schwert in meiner Körpermitte steckte?

Krankenhaus-Klamauk

Die Luft riecht süß und säuerlich –
Ich glaube, ich erbreche mich
(Rolf Biermann, „Sonntags in der kleinen Stadt")

Mitten in der Dehn-Therapie sollte ich auch noch stationär ins Hirten-Krankenhaus nach Bischofshausen, wo man eine ausführliche Darm-Diagnostik betreiben wollte.

Wer mich kennt, weiß, dass das eine denkbar ungünstige Konstellation darstellt: Fajiron im Krankenhaus, und das auch noch im Dreibett-Zimmer, nee! Man kann doch auch nicht ein Tier mit durch seine Konstitution und Lebensweise geschärften Sinnen aus der Natur entnehmen und in einem Großstadtbahnhof einsperren …

Es gab einen einzigen Grund, warum ich diese neue Herausforderung akzeptierte: Mein Vertrauen in Dr. Bucher. Am Tag vor der Fahrt nach Bischofshausen hatten wir ein gutes Gespräch gehabt, bei dem er auf meine was-wäre-wenn …? – Fragen wie beiläufig erklärt hatte, dass man ja noch, als letzte Option, den Ausgang verlegen könne, und dass die Betroffenen mit solch einem Ersatz-Anus i.d.R. gut leben könnten …

Ich hätte aus eigener Kraft nicht gewagt, dieses Thema anzusprechen, musste mich nun wirklich zusammenreißen, um meine Erleichterung nicht gar zu überdeutlich zu zeigen.

„Echt?! Das würden Sie tun?!", fragte ich zurück. Ich brauchte irgendeine Perspektive, irgendein Licht am Ende des Tunnels, falls sonst nichts mehr ginge. Dann würde ich auch noch den Krankenhaus-Aufenthalt durchstehen.

Nur für zwei bis drei Tage, hieß es … also hatte ich auch nur Sachen für max. drei Tage dabei.

Bereits ab der ersten Nacht fiel ich wieder mal unangenehm auf: Meinen Zimmergenossinnen hatte ich erklärt, dass ich sie sehr nett fände, und damit das morgen auch noch so sein möge, würde ich woanders schlafen.

[Ich höre nämlich viel zu gut und würde bei jedem Geräusch hochschießen, erst recht, wenn jemand schnarchte oder auch nur laut atmete. So etwas kann alleine draußen in der Wildnis ein Überlebensvorteil sein, nicht aber in der Zivilisation, schon gar nicht in der Position eines dümmlichen Patienten.]

Die Station lag ganz oben im Gebäude, und, was für ein Zufall, schräg gegenüber von unserem Zimmer befand sich eine kleine Bibliothek! Ich sehe sowas sofort, hatte ich doch gleich nach der Ankunft alle Stockwerke abgesucht, aber außer der Kapelle, die wohl nachts abgeschlossen, auf jeden Fall für meine Zwecke ungeeignet sein würde, gab es keinen weiteren so geeigneten Rückzugsort.

Ich schnappte mir also alles, was von meinem Bett separierbar war, und baute mir daraus einen Schlafplatz auf vier der Länge nach aneinander geschobenen Stühlen.

Hart, aber Hauptsache ALLEIN!

Da ich aus Rücksicht auf meine beiden Zimmergenossinen unser gemeinsames Bad nicht stundenlang zum Irrigieren blockieren wollte, nahm ich mit dem weniger komfortablen Besucher-WC vorlieb, das allerdings offenbar noch von anderen Patienten frequentiert wurde und ständig verschmutzt war.

Ich bastelte mir ein Schild, auf dem ich erklärte, warum es bei mir etwas länger dauerte, mit Bitte um Entschuldigung, damit keiner mehr klopfte, sobald ich mich eingeschlossen hatte.

Auf gastro-enterologischen Stationen bekommen viele Patienten als Vorbereitung auf Darmspiegelungen „Abführbrühe“ und müssen dann unzählige Male „rennen“ – sofern sie nicht sowieso schon krankheitsbedingt an Durchfall leiden. Ja, äh, und entsprechend reichte das eine

WC auf dem Zimmer für drei Leute oft nicht aus, und, äh, adäquat war der Zustand des Besucher-WCs.

Obwohl die Putzfrau sicher täglich vorbeischaute, sahen Kübel und Fußboden oft so aus, als hätten die vorigen Benutzer die letzten zwei Schritte nicht mehr rechtzeitig geschafft …

Zudem schienen sie allesamt mit versteiftem Rückgrat geschlagen zu sein, denn niemand war in der Lage gewesen, sich zu bücken und die Bescherung aufzuputzen.

Das tat ich nun notdürftig, weil ich zum Irrigieren auf dem Boden auf der linken Körperseite liegen musste, den Wasserbehälter mit Bindfäden am Papierrollenhalter befestigt, während der Schlauch oft an die Klobrille stieß. Manchmal legte ich ein paar Einweg-Handtücher auf den Fußboden, bis ich nach ein paar Tagen entdeckte, wo der Putzeimer mit den in Reinigungsmittel getränkten Einweg-Aufnehmern stand, aus dem ich mich fortan großzügig bediente.

Die Angst vor neuen Rissen, wenn ich nicht rechtzeitig den Irrigator setzte, war größer als die vor Krankenhauskeimen und den Erregern, die einige unserer Mitpatienten mit sich herumtrugen bzw. deren Besucher an ihren Straßenschuhen heranschleppten.

Die wichtigste Untersuchung sollte zunächst eine Magen-Darm-Spiegelung in Narkose sein. Ich schob leichte Panik: Würde man mir mit dem Koloskop, auch wenn es viel kleiner im Durchmesser als ein Proktoskop war, nicht wieder Fissuren zufügen?

Dann mochten sie mir am besten gleich den Anus verlegen … Das sagte ich aber nicht laut.

Am Tag davor gab es kein Essen mehr, außer „fettfreier Brühe", die ich stehen ließ. (Würg, dann lieber hungern!) Dann kamen für eine meiner Genossinnen und mich die riesigen Karaffen mit der ekelhaft nach künstlicher Orange riechenden Abführbrühe, die ich mit neutralem

Wasser dazwischen herunter zwang.

Während die junge Dame in einer Tour „rennen“ musste, hockte ich seelenruhig auf dem Bett und strickte. Aus Sorge, die Untersuchung müsse weiter verschoben werden, wenn ich den Darm nicht leer bekam, ließ ich mir von der Nachtschwester eine weitere Karaffe bringen. Ich fühlte mich so, als sei ich kurz davor, alles wieder zu erbrechen, aber aufs Klo musste ich nicht.

Hatte ich mich zu früh gefreut, mal einen Abend nicht irrigieren zu müssen, bat mich die Schwester auf Anfrage, jetzt genau das zu tun.

Es ging bereits auf Mitternacht zu, als ich mir gleich zwei Liter auf einmal in den Darm pumpte – die dann auch so lala wieder herauskamen. Ich huschte mit meinen Decken und Kissen in die Bibliothek, legte mich ins „Bett“, ohne in der Nacht auch nur einmal heraus zu müssen.

Dasselbe Spiel wiederholte sich am Morgen: Die erste Karaffe brachte nichts, dito die zusätzliche. Also wieder zwei Liter Einlauf. Der Stuhl habe wie Kamillentee auszusehen, hieß es, ohne irgendwelche festen Partikel darin. Die Krankenschwester müsse das kontrollieren!

Ich hatte denen doch gesagt: Abführmittel, speziell die oral eingenommenen, bringen bei mir nichts! Gelegentlich hatte ich sogar schonmal ein Zäpfchen oder einen Liter Irrigator-Wasser drinnen behalten, welches offenbar ein „Stockwerk“ höher gerutscht war.

Man glaubte mir wohl nicht. Meine Güte, weswegen war ich denn hier – etwa weil alles normal sei?!

Mir war inzwischen so übel, dass ich nicht nur kurz vor dem Kotzen, sondern einem Kreislaufkollaps zu stehen schien.

Wieviel Liter Flüssigkeit hatte ich wohl insgesamt zu mir genommen? Vier Karaffen Abführbrühe à schätzungsweise 1,5 Liter und ebenso viel Wasser …

… ob das noch gesund war?

Die ausgeschiedene Flüssigkeit war immer noch mit reichlich Gegrissel durchzogen, aber ich konnte einfach nicht mehr. Also pinkelte ich, diesmal bewusst im Bad auf unserem Zimmer, in einem Akt der Notwehr in den Kübel, was echt aussah wie Kamillentee, und präsentierte der Krankenschwester das als „Stuhl". Diese steckte, wie ich spekuliert hatte, ihre Nase nicht gar zu tief hinunter, und kaufte mir den Urin ab – zumal es im ganzen Bad dank meiner Kollegin nach Abführbrühen-Durchfall roch!

Auf dem Bett fiel ich dann auch ohne Narkose wie ins Halbkoma. Mittlerweile war mir alles egal, als ob ich entsetzlich an Seekrankheit litt. Das letzte, was ich erinnerte, war das Kruzifix an der Wand vor dem OP- oder Skopie-Saal, welches ich fixierte, während die Zeit stillzustehen schien. Vater, in Deine Hände übergeb' ich mich …, äh, mein Leben!

Ich erwachte, als sie das Bett zurück aufs Zimmer schoben und war sofort wieder munter, erleichtert ohne Ende, dass der Anus nicht mehr als üblich wehtat. Im Hals hatte ich eine blutige Stelle, um die ich mir aber keine Sorgen machte.

An Befunden teilte man mir mit:

Gastritis Typ C (wurde nicht behandelt, hatte auch keine Symptome), kleine Gallensteine und Schlamm (vermutlich ein Kontext zur Gastritis, interessierte aber keinen) und ein sehr überlanger Darm.

Sie waren auch nicht mal ganz durch den Dickdarm hindurchgekommen. Ich fragte scheinheilig nach, ob der Darm denn nicht schön-sauber gewesen sei, so dolle, wie ich abgeführt hatte … woraufhin die Ärztin meinte, nee, aber das hätte damit nichts zu tun …

Es wurde dann eine Untersuchung der Schließmuskel-Druckverhältnisse o.ä. mit einem Ballonkatheter vorgenommen. Auch dieses Gerät musste durch meinen geschundenen Anus hindurch geschoben werden, schadete nichts, ergab aber auch keine nennenswerten neuen Erkenntnisse.

Dass ich dann insgesamt neun Tage statt „höchstens drei" stationär bleiben musste, lag an dem sog. „Colon-Transit-Test", bei dem über sechs Tage jeden Morgen eine Kapsel mit verschiedenen Röntgen-Markern eingenommen werden musste. Am Schluss wurde dann eine Aufnahme vom gesamten Bauchraum erstellt, um festzustellen, wie schnell sie im Darm transportiert wurden, ob es z.B. Abschnitte dort gab, die nicht richtig arbeiteten, wie z.B. bei Morbus Hirschsprung. Dort würden sich die „Kügelchen" an einer bestimmten Stelle stauen.

Ich fragte, ob das denn sinnvoll sei, solch einen Test zu veranstalten, wo ich doch Movicol® einnahm und zweimal am Tag irrigierte – weil dann doch erhebliche Anteile des Darmes vorzeitig geleert würden?

Die Ärztin schaute mich treuherzig an, ob ich denn nicht mal sechs Tage lang auf diese Maßnahmen verzichten könne?

Wie bitte?! Hatte diese Dame eigentlich gar nichts von dem gehört, was ich erklärt hatte?

Außerdem: Wieso musste ich eine Woche lang ein Krankenhausbett belegen, wenn der ganze Zweck meines Daseins während jener Zeit darin bestand, zum Frühstück eine Kapsel zu verspeisen? Hätte ich die nicht mit nach Waldstadt nehmen und am 6. oder 7. Tag kurz für das Röntgenbild herkommen können?

Nein, das ginge nur stationär, und es sei auch egal, ob ich den Irrigator anwendete.

Nun, da war ich anderer Meinung, denn wenn da im Darm irgendwo eine „Staustelle" war, dann lag sie ganz gewiss in der Nähe des Ausganges – doch das Irrigatorwasser spülte just die letzten Darmabschnitte, wobei es die teuren Kügelchen doch mitreißen würde!

Aber wer bin ich blöder Patient denn, dass ich den

studierten Ärzten in ihre Konzepte hineinreden könnte?

Immerhin gab es jetzt einigermaßen Gescheites in extra groß gewählten Portionen zu essen! So gammelte ich Tag für Tag im Krankenhaus herum, wusch meine einzigen Wechselklamotten von Hand (machte ich in meinem Wagen ja auch immer), telefonierte mit meinem damaligen besten Freund, Freundinnen und der Mutter, schlief in der Bibliothek, putzte WC-Fußböden und -Kübel, schwatzte mit den neuen Zimmergenossinnen …

Jeden Tag kam ein anderer Arzt auf Visite vorbei, wenn überhaupt; kein Wunder, dass sie die Patienten gar nicht kannten. Nicht einmal die Befunde, so ordentlich sie auch abgeheftet waren, schauten sie an:

Ich selbst las sie ja, sobald etwas Neues kam; stellte ich dann Detailfragen dazu, wussten die Stations-Doktoren oft nicht einmal von der Existenz des betr. Befundes!

Mein Bett stand am Schrank, zum Glück nicht in der Mitte, wo jetzt ein bis zwei Meter neben mir eine neue junge Patientin lag, die Blut erbrechend als Notfall eingeliefert worden war. Die Quarantäne-Einzelzimmer waren offenbar alle voll … und erst am letzten Tag ihres Aufenthaltes stellte sich heraus, dass die Studentin Rota-Viren hatte … na toll!

Meine Fähigkeiten, gut Dreck aufputzen zu können, durfte ich dann eines Abends unter Beweis stellen, als die fast 80-jährige Dame, deren Bett am Fenster stand, die bereits beschriebene Abführ-Brühe zum Trinken bekam … Sie hatte uns im Vorfeld offen erzählt, dass sie an Urin-Inkontinenz leide und daher entsprechende Vorlagen trage; nun gab ihr das Ekelgetränk wohl den Rest: Ich hatte mich am bereits fortgeschrittenen Abend in eine Bibel aus der Bücherei vertieft und allenfalls im Augenwinkel registriert, dass die alte Dame im Bad verschwunden war. „Was riecht denn hier auf einmal so komisch?“, entfuhr es mir.

Die sterbenselend daliegende Studentin im mittleren Bett wies stumm und schwach auf eine sich vom Fenster bis zum Bad erstreckende „Straße" aus großen, momentan undefinierbaren Flecken auf dem Fußboden. Dabei lief sie noch grün-weißer als ohnehin schon an und versank bis über die Nasenspitze unter ihre Decke.

Ich legte die Bibel beiseite, stand auf, schaute nach … und war plötzlich im Bilde: Die arme Lady hatte es nicht mehr rechtzeitig auf die Toilette geschafft! Durch die halb offen stehende Schiebetür drangen ein noch intensiveres Aroma, als es schon im Zimmer herrschte, sowie bezeichnende Geräusche.

Ich lugte ins Bad, wo unsere alte Genossin, von der ich wusste, dass sie solche Verrenkungen aufgrund ihrer Rücken- und Gelenkschäden gar nicht ausführen durfte, vergeblich versuchte, den Schwall von Durchfall aufzuputzen, der zudem fortwährend aus ihr herausschoss. In ihrer rührenden Bescheidenheit wollte sie um jeden Preis vermeiden, die Schwestern zu rufen; die Abendschicht war oft unterbesetzt.

Ich redete auf sie ein, nunmehr voll in meinem Element, sie solle jetzt bitte erstmal auf dem WC sitzen bleiben, ich kümmerte mich um den Rest …, schließlich hatte ich schon als angelernte Pflege- und Reinigungsfachkraft gearbeitet.

In einer Nische im Gang stand ein unbewachter Putzwagen, von dem ich mir schnell einen ganzen Eimer von den Luxus-Bodentüchern sowie eine Packung Gummihandschuhe und Müllbeutel herunter mopste, in Windeseile zurück ins Zimmer lief und zunächst den dortigen Fußboden bei offenem Fenster reinigte – schon damit die Studentin nicht vollends kollabierte.

Danach kam das Bad an die Reihe. Erst jetzt sah ich, dass die Dame selbst von oben bis unten beschmutzt war, vom Nachthemd bis in die Socken hinein. Ich fragte, ob es ihr recht sei, wenn wir die Klamotten einfach wegwürfen, was sie sofort bejahte. Also half ich ihr in die Dusche und beim Ausziehen, währenddessen sie auch noch die ganze Wand mit Orangenaroma-Brühe bespritzte, schärfte ihr ein, bitte ja nicht die Dusche zu verlassen, bis ich mit Kübel und Fußboden fertig sei.

Irgendwie schafften wir es gemeinsam, dass sie sauber gekleidet, mit reichlich Inkontinenz-Vorlagen versorgt, zu Bett gehen konnte, während ich mehrere gut zugeknotete Säcke mit übelriechendem Inhalt zur Entsorgung wegbrachte.

Den klopfenden Anus hatte ich für den Moment verdrängt: Endlich gab es mal so richtig Action!

Als die Nachtschwester ihre Runde drehte, hockten wir alle drei mit strahlenden Unschuldsmienen da.

Leider hatte dieses schöne Erlebnis noch ein blödes Nachspiel, als am nächsten Tag eine Krankenschwester, die mich ohnehin nicht leiden konnte, mitbekam, dass ich es gewagt hatte, an den Schrank mit den Inkontinenz-Artikeln zu gehen. Sie pöbelte so lange mit mir herum, bis die Tochter der alten Dame, die gerade zu Besuch und ebenso freundlich wie ihre Mutter war, dazwischenfuhr, ob sie denn nicht wüsste, dass das gestern echt ein Notfall gewesen sei und ich den Schwestern sicher eine Stunde Arbeit erspart hätte!

Tja, wie man's auch macht, ist es verkehrt …!

Ansonsten brachte der Krankenhaus-Aufenthalt rein gar nichts, außer für die Kasse des Betreibers: Bzgl. des „Kügelchen-Testes" stand im Abschlussbericht, dass sich meine Colon-Transitzeit wohl im Rahmen des Normalen bewegte, dass „allerdings der Test nicht auswertbar gewesen sei, da zwischendurch Irrigationen erfolgten."

In meiner alten Firma hätte man an dieser Stelle kommentiert: „Danke, verarschen kann ich mich selbst!" Für sowas werden die Gelder der Krankenkassen und die Zeit der Patienten vergeudet!

Wieso überhaupt „Darm-Transit-Test"?! Man braucht nur einmal ordentlich färbendes Gemüse wie Rote Bete, größere Mengen Möhren oder schlecht gekaute Erbsen zu schlucken, dann sieht man schon, wie lange das Essen braucht, bis es unten wieder herauskommt!

Zum Abschluss verlangte ich meine Kartei zur Ansicht. Das ginge nicht, sie hätten jetzt keine Zeit, motzte meine „Lieblings"-Schwester.

„Wissen Sie was", sagte ich mit bewusster Arroganz, „ich bin mündig genug, das ohne Ihre Hilfe zu lesen!" (Ein Patient hat nämlich jederzeit das Recht auf Akteneinsicht.)

Interessanterweise befanden sich in der Kartei mehrere Einträge von der Sorte, dass ich meine Suppe nicht essen wollte etc.; allein dreimal ging es um mein spezielles Nachtquartier, z.B.: „Die Patientin sagt, sie kann nicht mit anderen Personen in einem Zimmer schlafen. Sie nächtigt in der Bibliothek auf Stühlen." Ein paar Tage später: „Die Patientin schläft immer noch in der Bibliothek." etc. etc.

Was ich hingegen vermisste, waren sachliche Vermerke bzgl. meiner medizinischen Fragestellung, wegen der ich ja eigentlich hier war, z.B. dass ich wiederholt versucht hatte, die Schwestern zu bitten, sie mögen doch dokumentieren, dass der Stuhl nur noch bleistiftdünn herauskam (und das der Grund für die Verweigerung der Proktoskopie sei) u.ä.

Auch schien sich offenbar niemand etwas dabei zu denken, dass ich täglich zweimal auf dem vollgeschissenen Fußboden des Besucher-WCs abführen musste, weil niemand Alternativen anbot. Es war erst der Priester von der Krankenhaus-Seelsorge, den ich zufällig im Aufzug getroffen hatte, der mich darauf brachte, dass so etwas ja gar nicht ginge, das sei menschenunwürdig!

Ich hatte ihn jedoch gebeten, niemandem deshalb Ärger zu machen. Allerdings kam ich dann bzgl. ganz anderer, nämlich religiöser Dinge in ein längeres Gespräch mit ihm inkl. Abnahme der sog. Lebens-Beichte.

Insofern hatte Bischofshausen doch noch etwas sehr Gutes und Wichtiges für mich ergeben, denn dieser Kontakt führte dazu, dass ich im Rahmen der allwöchentlichen Messe in der Kapelle von ihm die Krankensalbung empfing. Für jemanden wie mich, der zwar schon immer einen tiefen, inneren Glauben gehabt hatte, aber ohne äußere Kirche aufgewachsen war, stellte dies ein äußerst intensives Erlebnis dar. Als ich zurück zu meinem Wagen nach Marsberg fuhr, fiel mir ein, dass dieses Sakrament früher als „die letzte Ölung" bezeichnet worden war …

Falls ich also diesen Winter nicht überleben würde, war ich wenigstens etwas besser ausgerüstet, wenn ich vor meinen Schöpfer treten musste.

Dunkel, dunkler …

„Upon Bedlam Bridge
somebody is waiting.
Upon Bedlam Bridge
I'm short to Heaven …"
(aus dem Song „Bedlam Bridge"
von der Gruppe „Midnight Oil")

Es ging auf Weihnachten zu. Ich hing immer noch im Wohnmobil in Marsberg fest, kein Ende der Dehn-Therapie in Sicht.

Ich fühlte meine Kräfte weiter schwinden. Immer wieder kreisten meine Gedanken darum, wie es wäre, auch nur einen Tag lang nicht mehr durch diesen hoffnungslosen Analkanal zu „müssen", wie es wäre, wenn endlich alles zur Ruhe käme …

Eine schwache Ahnung davon wurde mir vermittelt, wenn ich ein seltenes Mal eine Schmerztablette bei Monats-Bauchweh nahm, die nebenbei das Gewummere im Anus dämpfte: Man stelle sich vor, man lebe ununterbrochen neben einem Presslufthammer, so lange, dass man es gar nicht mehr anders kennt … und dann ist für einen Moment Stille … man kann es kaum fassen, lauscht auf diese herrliche Stille … nur um festzustellen, dass es sich bloß um eine kurze Schalldämpfung handelte und die Maschine gleich wieder unvermindert laut losstampft.

Ich traute mich nicht, Herrn Dr. Bucher auf den Anus Praeter anzusprechen, solange er es nicht erneut von sich aus erwähnte. Ich wollte erst einmal weiter guten Willen zeigen, schrie aber fast jeden Abend in meinem Wagen zum Himmel, immer lauter, dass ich bald um meinen Verstand fürchtete. Es gab zum Glück weit und breit keine Nachbarn, die das hätten hören können.

Die Verzweiflung wurde so groß, dass ich den Wunsch

verspürte, mir den Schädel vor die Betonpfeiler der Schwimmbad-Mauer zu schlagen, so dass allein durch diese Wucht der Schädel aufplatzte und das Gehirn heraus quoll. Kein Nervensystem mehr, kein

Wumm, Wuuumm, Wuuumm! mehr!

Nur im Schlaf gab es Erlösung ... Meine schönsten Wollknäule lagen am Rand meines Alkoven-Bettes, damit mein Blick gleich beim Aufwachen darauf fiele, mit der Botschaft: Schau' her, die willst du doch alle noch verstricken ... also lebe!

Nein, ich bin nicht der Typ, der „depressiv" wird, wenn Novembernebel oder Wintersonnenwende ist, im Gegenteil, im Herbst und mitten im dunkelsten Punkt des Jahres blühe ich normalerweise eher noch auf.

Mein Glaube an Gott und einen tieferen Sinn hinter allem Geschehen ist unerschütterlich und auch während jener Zeit im düsteren Marsberg am Abgrund meiner Seele niemals in Frage gestellt worden. Ich traute mir bloß selbst nicht mehr zu, noch beliebig lange so weiter zu machen. Hätte mein Glaube mir nicht definitiv den Suizid verboten, wäre wenigstens das noch eine Option gewesen.

[Ich weiß, dass es eine unsterbliche Seele und Wiedergeburt gibt, und dass man die Probleme, die man in einem Leben flieht zu lösen, in möglicherweise noch schwierigerer Form später erneut vom Karma hingeworfen bekommt.]

Natürlich gibt es viel schlimmere Krankheiten als einen kaputten Anus – auf den ersten Blick betrachtet und ein rein-materialistisches Weltbild vorausgesetzt! Sicher hätte ein querschnittgelähmter Mensch gerne mit mir getauscht. Aber gehen wir einmal nicht vom Allerübelsten aus:

Wenn man z.B. ein Bein verliert, ist das zunächst sehr schlimm. Man benötigt eine Auszeit und Reha, kann vieles nicht mehr wie vorher machen ... aber man kann wenigstens anfangen, sich nochmal ein neues Leben aufzubauen, zu trainieren, es mit einer Prothese versuchen u.v.m.

Wenn man Krebs hat, kann man versuchen, ihn zu behandeln. Evtl. ist das Leben nicht zu retten, und es kommt zu Schmerzen, doch dann weiß man: Es wird in überschaubarer Zeit vorbei sein. Man darf in Tapferkeit und Ehre gehen, und irgendwo irgendwann wartet ein frisches Leben auf einen, bereichert durch die Früchte dessen, was man in der vorigen Inkarnation, auch anhand der Krankheit, gelernt hat.

Da, wo ich herkomme, zählt die Ehre sehr viel, während Dauersiechtum, körperliche, aber gerade auch geistig-seelische Schwäche verachtet wird.

Ich hatte früher vor fast nichts Angst gehabt, doch jetzt packte sie mich gnadenlos und eiskalt: Wollte Gott mich in der Weise demütigen und prüfen, dass er mich zwingen würde, noch zwanzig bis dreißig Jahre <u>so</u> weiterzuleben? Nach außen hin körperlich kaum eingeschränkt, aber an nichts mehr wirklich Freude habend? Sollte ich ein verhärmtes, griesgrämiges altes Weib werden?

<u>Wumm! Wuuumm! Wuuumm!</u>
Schluchzen. Schreien. Vernichtung.

Sollte ich mir einen Dolch in den Arsch rammen, auf dass er derart zerfetzt würde, dass sie mir den Darm einfach verlegen <u>mussten</u>? Wollte ich das überhaupt wirklich?

Abgesehen davon hätte ich mir eher bei vollem Bewusstsein den dicken Zeh oder den ganzen Fuß amputieren können, als diesem Anus willentlich noch eine einzige Schramme zuzufügen.

„Ich will mein Leben zurück!“, schrie ich. „Bitte, gebt mir noch eine Chance!“

In klaren Nächten sah ich über dem roten Turm den Wintersternenhimmel leuchten. Direkt vor meiner Tür stand der ORION, ein Trostlicht in weiter Ferne.

In der Hirten-Klinik hatte einer der Stationsärzte von einem jungen Mann mit einer schlimmen Fissur erzählt, die 1½ Jahre lang nicht geheilt war: Den hätten sie zu einem anderen Krankenhaus geschickt, wo ihm der Darmausgang verlegt wurde, der nach einem halben Jahr sogar wieder zurückgelegt werden konnte. In der Zwischenzeit sei die Fissur verschwunden und der Patient sehr glücklich gewesen.

Oh ja, das verstand ich!

Ein Teil von mir platzte bald vor Neid.

Das Problem in meinem Fall war bloß: Es kam aufgrund der zunehmenden Enge zwar täglich zu neuen, kleineren Rissen, aber eine spektakuläre Einzelfissur konnte ich nicht mehr vorweisen, nur die inzwischen breit aufklaffende Narbe auf 1 Uhr, die auf Berührung nicht mal mehr wehtat – nur irgendetwas darunter!

Das glasige Narbengewebe auf 6 – 7 Uhr sah auch nicht gerade dramatisch aus. Ich pflegte mein schmales Ärschli halt viel zu gut.

Hätte ich hinreichend Mumm gehabt, dann hätte ich nur einen Tag lang den Irrigator weggelassen: Der daraufhin folgende Stuhl hätte den oben erwähnten Dolch erspart, aber mir fehlten die Nerven dazu.

Andere Leute blieben depressiv im Bett liegen, aßen und tranken vielleicht nichts mehr, doch sowas konnte ich mir auch nicht leisten, wenn ich nicht einen harten, dicken Haufen von extremer „Sprengkraft“ heranzüchten wollte.

Ich flehte Gott an, er könne mich doch jederzeit holen, sogar im Schlaf, aber ich wachte jeden Morgen wieder auf, träumte bereits vom Abführen & Co.

Im „Radio Sauerland“, der einzige Sender, den man hier gescheit empfangen konnte, lief eine „Spendenaktion Lichtblicke“ o.ä., bei der Geld für in Not geratene Kinder in der Region gesammelt wurde. Gerade berichteten sie über eine junge Familie mit vier Kindern, die ihren Vater ganz plötzlich verloren hatten. Wenn es irgendwie möglich gewesen wäre, hätte ich ihm gerne meine Lebenskraft übertragen und hätte an seiner Stelle die Erde in Ehren verlassen, damit er weiter für seine Kinder da sein konnte – aber mit Gott handelt man nicht!

Immer wieder spielten sie, neben allerlei guter Pop- und Rockmusik, das Lied „In der Weihnachtsbäckerei". Es würde für mich auf ewig mit jenem düsteren Winter in Marsberg verknüpft bleiben (ich kriege heute noch leicht das Würgen, wenn ich es höre).

Kurz vor Heiligabend kamen unerwartet meine hellsichtig-heilerische begabten Freunde Franziska und Thomas, ebenfalls mit dem Wohnmobil, zu mir. Mein Geschrei hatten Franziskas geistige Ohren wohl bis in ihre Schweizer Heimat gehört.

Wenn man weiß, wie begehrt sie in Kreisen anthroposophischer Ärzte u.v.m. ist, vermag man zu ermessen, welche Kostbarkeit es darstellte, dass sie mir zwei Tage ihrer Zeit und Präsenz schenkte.

Franziskas Augen sahen mehr als jedes Proktoskop oder sonstige Gerätschaften, und sie war von allen Beteiligten die einzige, die meine 1-Uhr-Stelle korrekt beschrieb:

Ja, an der Oberfläche sei wohl schon eine ganz zarte Haut neu gebildet, aber darunter sei es nicht in Ordnung. Meine Körperzellen bzw. das Niveau meiner gesammelten Lebenskräfte war seit der Russlandreise weiter gesunken; vielleicht waren es jetzt nur noch 40%?

Hatte ich mich bereits aufgegeben?

Ich kann Franziska und Thomy im Rahmen dieser Schrift hier nicht wirklich gerecht werden, nur meinen tiefsten Dank ausdrücken, dass sie durch ihr Dasein zur rechten Zeit, minutiös ausgetestete alternative Heilmittel und Nahrungs-Ergänzungsstoffe sowie liebevolle osteopathische Behandlung diesen Zerfallsprozess zumindest aufgehalten haben.

Wie bereits angedeutet: Es gibt zu jeder äußeren Geschichte auch ein inneres Erleben. Insofern traf es mich um ein Vielfaches heftiger, als mich dann auch noch ein langjähriger „bester Freund" im Stich ließ. Erst hatte er versprochen, wenn mir nicht bald jemand helfe, kümmere er sich um die Arztsuche – dann schien er auf einmal nichts mehr davon zu wissen. Nicht dass dieses Verhaltensmuster neu bei ihm gewesen wäre, doch dieses Mal in meiner hilflosen Situation wog es schwerer als sonst. Es hätte mir so sehr geholfen, hätte mich irgendjemand einmal zum Arzt begleitet, mal etwas auf den moralischen Tisch gehauen und eine Lanze für mich gebrochen, z.B. gesagt: „Hör'n Sie mal: Meine Freundin ist kein Weichei und Jammerlappen! Wenn die sagt, da tut was weh, dann ist da auch was! Die bildet sich sowas nicht ein! Und jetzt unternehmen Sie endlich etwas, ich will mein' lustigen, starken Fajiron zurückhaben!"

Aber nichts geschah. Eine eigentümliche Routine hatte sich auf „meinem" Platz eingestellt, mit Rotkehlchen & Co. an meiner Vogelfutter-Stelle unter den Kiefern, gelegentlichem Schwimmbadbesuch gleich um die Ecke (wobei ich zu echtem Schwimmen kaum in der Lage war), Einkauf im Discounter in der Nähe (auch wenn schon dieser kurze Weg schwer fiel) und dem gelegentlichen Bergauf-Marsch zur Klinik.

Über die Feiertage gab es eine längere Dehn-Pause. Ich schaute immer wieder zu dem faszinierend-roten Turm hinauf, der nachts in einer Weise beleuchtet war, die ihn wie eine Kerze der Hoffnung erscheinen ließ.

Eigentlich sollte ich auch den Fissur-Sift nicht mehr benutzen, doch wenn ich es abends nicht mehr aushielt, wusste ich mir nicht mehr anders zu helfen.

[Später sagte ich einmal zur Mutter, möglicherweise habe mir auch dieser Stift, den schließlich sie mir gekauft hatte, ein bisschen das Leben gerettet, indem er half, diese Monate zu überbrücken.]

Ich vermisste mein vertrautes Umfeld und die klimatisch

so liebliche X-Stadt-Region. Mangels der Möglichkeit, meinen dortigen Jobs nachzugehen, konzentrierte ich mich auf Handarbeiten, für die ich auf Jahre hinaus sowohl Material als auch Bestellungen im Wagen hatte. Immer wieder verspannten sich die Muskeln vom schiefen Sitzliegen, und ich bekam Hornhaut an den unmöglichsten Stellen.

Das neue Jahr kam, doch ich konnte fast kein Licht mehr in der Ferne sehen. Was bedeutet das, wenn man kein Licht mehr sehen kann? Den Tod!

Dr. Bucher gab sich Mühe, bat Anfang Januar sogar meine Mutter mit zur Sprechstunde, weil er neben der Anus-Angelegenheit über meine immer noch unklare Darm-Situation nachgrübelte und Fragen zu meiner frühen Kindheit hatte.

Leider wusste ich das zu jenem Zeitpunkt wenig zu schätzen, denn ich war stocksauer und verzweifelt, weil mir eine Proktoskopie am 5. Januar 2015 erneut einen sogar blutenden Riss, diesmal auf 11 Uhr, beigebracht hatte, so dass ich wenige Tage später meine Sachen zusammenpackte und nach einem kurzen Zwischenhalt in Waldstadt zu einem meiner „Winterlager" fuhr.

Dort gab es ebenso einen nachts beleuchteten Turm auf einem Hügel, wenn auch nicht in Mars-rot.

Ein Frühling ohne Sonne

„Oaner ist immer der Arsch –
und er weiß nicht mal, warum.“
(Song von Rainhard Fendrich)

Den langsam ausklingenden Winter verbrachte ich nun wenigstens wieder in vertrauten Regionen unter Freunden und Bekannten. Befeuert, es „den Ärzten schon zu zeigen“, versuchte ich es mit Analdehnen in eigener Regie – was ich laut Entlassungsbericht des Hirten-Krankenhauses sogar ausdrücklich tun sollte.

Man hatte mir just solch einen Dehner mitgegeben, allerdings hielt Dr. Bucher nicht viel davon. Das Medikament Resolor®, welches die Bischofshausener mir verschrieben hatten, war ebenso teuer wie wirkungslos.

[Es sollte die Darmpassage beschleunigen, war also ein Abführmittel im weiteren Sinne. Hatte ich nicht bereits x-mal erklärt, dass oral eingenommenes Zeug in normalen Dosierungen bei mir nichts brachte? Außerdem hatte Franziska das Zeug als bedenklich eingestuft.]

Aber die quasi-heimatliche Umgebung ließ mich etwas neuen Mut schöpfen. Wenn ich selbst den Dehner einführte, fühlte ich wenigstens genau, wo die Schmerz- und Reißgrenze war, während ein Arzt ja nicht in meiner Schleimhaut drinnen steckte. Schon die abgerundete, Lidocain-beschmierte Spitze in mein armes Löchlein hineinzudrücken, war eine Herausforderung.

Ich dachte, egal wie, und wenn ich nur einen Millimeter im Monat den Durchmesser erweitern könnte, dann wäre das gut ein Zentimeter dieses Jahr, einen weiteren nächstes Jahr – das reichte doch fast schon aus, oder? Hauptsache, es würde langsam besser, und ich müsste nie mehr zu einem Arzt!

Ich malte mir aus, wie ich es feiern würde, wenn ich auf

die nächste Größe des Dehngerätes wechseln würde …

Die Schwulen machten das doch auch so, dachte ich, jedenfalls, wenn sie es professionell betrieben: Kontrolliertes Dehnen üben, damit es beim eigentlichen, äh, Liebesakt nicht zu Verletzungen kam. (Ich mochte mir gar nicht ausmalen, wie es sich auswirkte, wenn perverse Gewaltverbrecher in solcher Manier an Kinder herangingen …!) Mein Vater, der einmal geschäftlich als Unternehmensberater mit einem Bordellbesitzer zu tun hatte, zeigte mir während eines Besuches in Waldstadt, wohl um mich zu foppen oder zu schockieren, ein Video im Internet, in dem jemand einem auf allen Vieren knieenden Mann hinten erst eine, dann daneben eine zweite Hand hineinsteckte. „Fisting" bzw. „Double-Fisting" hieße das in Insider-Kreisen. Ich stand fassungslos daneben, selber mit einem wunden Loch, das, ohne zu reißen, nur noch ca. 7 mm weit aufging, während diese Burschen da auf evtl. 7 cm kamen!

Die Fragestellung nach dem sexuellen Lustgewinn dieser grotesken Praktiken einmal ausgeklammert, zeigte dies auf recht imponierende Weise, wie dehnfähig Schleimhäute und Muskeln in der Analregion doch sein mussten! Sollte so etwas nicht auch bei mir möglich sein? Ein Bruchteil davon hätte doch schon genügt!

Erste scheinbare Minimalerfolge stellten sich ein, gefolgt von ebensolchen Rückschlägen. Zunehmend aggressiv wurde ich, wenn jeder Hinz und Kunz, der von meinen Schwierigkeiten hörte, ohne genauer damit vertraut zu sein, mich mit Sprüchen wie „ach, das hab' ich auch …" (wohl eine Hah-Punkt-Oiden-Problematik), oder frommen Ratschlägen à la „Da musst du Sitzbäder mit Eichenrinde machen", „Hast du schon Calendula-Salbe probiert? Die hilft ganz toll!" oder „Kauf' dir doch so'n Sitzkissen mit Loch in der Mitte!" etc. bedachten.

[Dr. Bucher hielt übrigens gar nichts von langen Sitzbädern, da bekäme man eine „Waschhaut" von. Einleuchtend!]

Eine sog. „Galle-Kur" aus einem Naturmedizin-Buch, die teilweise mit Flüssigfasten verbunden war, bescherte mir pünktlich zu Fasching einen neuen Riss, als nach Beendigung der ekelhaften Tortur die Stuhlmenge wieder zunahm. Es hätte also auch nichts gebracht, vielleicht einmal einen ganzen Monat zu fasten, um den Anus zu entlasten:

Erstens produziert der Körper auch ohne Nahrungszufuhr feste Ausscheidungen auf der Basis von Zellen und Bakterien, zweitens würde die Situation nach Abschluss der Hungerzeit umso schlimmer sein (vgl. oben), und drittens hatte ich sowieso schon kaum noch Körpersubstanz zu verlieren.

Inzwischen zeichnete sich ein neues Problem ab: Schon Heiligabend hatte die Mutter, die mich in Marsberg besuchte, einen roten Fleck in der Falte oberhalb des Löchlis entdeckt, der eher leicht schmerzte als juckte. Wir hatten es auf die Rectogesic®-Salbe geschoben, die ich inzwischen abgesetzt hatte.

Nun beobachtete ich bei der täglichen Reinlichkeitskontrolle mit Lampe und Spiegel, dass sich immer wieder kleine rote Punkte bildeten, grundsätzlich um jeweils eines der winzigen, kaum sichtbaren Haare in der Region zwischen Anus und Steißbein herum. Oft entzündeten sich die Haarwurzeln und sahen dann wie kleine Eiterpickel aus, deren rote Höfe mehr und mehr ineinanderflossen, wie bei einer ausgeprägten Akne. Es lag nahe, an ein allergisches Ekzem zu denken, bei all den chemischen Stoffen, die die Haut dort schon hatte erdulden müssen.

Also hockte ich doch nur wenige Wochen nach Marsberg schon wieder beim Arzt! Da in X-Stadt keine Termine in absehbarer Zeit frei waren, fuhr ich zum Hautarzt nach Mainz, der mir eine hervorragend und schnell wirksame Verschüttelung aus Kortison und Zink verschrieb, die mir die freundliche Algendorfer Apothekerin persönlich herstellte. Eigentlich wäre das göttliche Zeug nur eine Woche haltbar, doch im kühlen Cockpit aufbewahrt, konnte ich sie auch nach drei Wochen noch gut anwenden, so sparsam wie möglich. Wenn einzelne Pickel nachkamen, betupfte ich diese punktgenau, um die restliche Haut vor chronischen Kortison-Schäden zu schützen.

Als jedoch dieses merkwürdige „Ekzem“ nach ein paar glimpflichen Wochen immer wieder aufflackerte, führte der Hautarzt einen umfangreichen Allergietest unter Berücksichtigung sämtlicher in Frage kommenden Substanzen, einschließlich Manuka-Honig und Vaseline, durch. (Letztere hatte ich allein schon aufgrund ihres Fettgehaltes in Verdacht.) Das über mehrere Tage gespannt erwartete Ergebnis zeigte: nichts – außer dass ich auf die Pflaster reagierte, mit denen die Testpunkte an meinem Rücken befestigt worden waren.

Apropos Pflaster: In Erinnerung an die Worte des lieben Anus Praeter-Herrn von der Russland-Reise klapperte ich die Apotheken und Sanitätshäuser der Region ab, auf der Suche nach ein paar Proben, mit denen ich experimentieren wollte: Hatte ich überhaupt eine Chance, den Klebstoff der Stoma-Beutel zu vertragen? Nach einigem Suchen und beinahe verschämt vorgebrachten Erklärungen traf ich in einem X-Städter Sanitätshaus eine verständnisvolle Dame, die sich viel Zeit nahm und mir vier verschiedenartige Muster heraussuchte, für die sie nicht einmal Bezahlung wollte.

Ich bedankte mich überschwänglich und teilte mir die kostbaren Klebeplatten – es waren solche, auf die der Beutel erst später draufkommt – ein, indem ich Viertel- bis Achtel-Stücke herausschnitt, um möglichst vielerlei Tests durchzuführen. Ich klebte mir die mehr oder weniger hautfarbenen Segmente auf die gründlich gereinigte trockene Haut, auf zuvor mit verschiedenen Cremes sanft eingefettete Stellen, nahm sie auch mit ins Schwimmbad usw.

Eine Platte, die für „Urostoma“ deklariert war, klatschte ich mir als Ganzes auf den Bauch. Zunächst dachte ich, och, fühlt sich ganz kuschelig an, und schlug mit der Hand darauf, um die Stoßfestigkeit zu prüfen. Hmja, damit konnte man ggf. leben. Keine zehn Stunden später fing es an, sich unter der Platte verdammt nach Pflaster anzufühlen, immerhin keine Sofortreaktion wie auf manche herkömmlichen Wundprodukte, doch ich musste sie entfernen, wobei klar war: Sowas hält meine Haut kein Leben lang aus, nicht mal eine Woche! Wieso ist eigentlich ausgerechnet die Bauchhaut so empfindlich?

Resultat dieser Experimente: Ziemlich sicher und längerfristig vertrug ich nur eines von vier Produkten, immerhin. Es gab schließlich noch eine unüberschaubare Vielfalt von Stoma-Versorgungen – vielleicht konnte ich es wagen, zumal man so einen Anus auch wieder zurück verlegen würde, wenn die Risse abgeheilt waren, oder?

Nur, was wäre, wenn die bisherige Annahme falsch war: dass die Enge in meinem Analkanal auf einer Verkrampfung des Schließmuskels aufgrund von Schmerzen oder der Angst vor ebensolchen beruhte?

Ich konnte mittlerweile kaum noch daran glauben, hatte ich mir doch endlos Zeit genommen, um in einem fast meditativen Zustand ultra-langsam den Dehner einzuführen, immer wieder mit dem gesamten Bewusstsein in die Schließmuskeln zu gehen und sie zu lockern.

Obwohl dabei fast kein Raum mehr für irgendwelche Spasmen bestand, war ich immer wieder an eine harte Grenze gestoßen, an der es anfing, sauweh zu tun. War ich so weit gegangen, war es meistens auch schon eingerissen, minimal nur, aber gerade auf der Kanal-Außenkante gelegene „Fissürchen“ schmerzten höllisch, besonders, wenn da Stuhl drüber lief. Die Ärzte hatten gut reden gehabt: Es sei zwar eng, aber schließlich wären sie doch mit dem Finger oder Proktoskop reingekommen …

Ja, klar – der Vergewaltiger kommt auch in jedes Loch rein! Den Schaden, den er dabei verursacht, spürt er ja nicht, sondern „nur" sein Opfer!

Alles, was ich wusste, war, dass es schleichend immer knapper wurde mit dem Spielraum in meinem Löchli. Was wäre, wenn die Verengung auf einer Art Narbenzug beruhte, wie z.B. bei Brandverletzten, die einen wulstig vernarbten Arm trotz intakter Gelenke nicht mehr bewegen oder strecken können?

Gibt es so etwas überhaupt im Enddarm?

Ich wusste, dass derartiges bei Haut und Sehnen an anderen Körperstellen durchaus vorkommt. Könnte man solch einen Anus überhaupt wiederherstellen? Es ist alles so klein, zart und spezialisiert dort. Wie sollte man in dieser zudem „geschlossenen" Region z.B. ein Stück Haut oder Muskel transplantieren?

Es heißt, früher (und in den USA noch heute) habe man bei nicht heilenden Fissuren einfach den Schließmuskel an- oder durchgeschnitten (Sphinkterektomie) – mit dem Resultat, dass die Risse zwar heilten, der Patient danach aber stuhlinkontinent war.

Nee, das ging ja gar nicht!

Statt Gewummere im Arsch dann in einer vollgeschissenen Windel herumdünsten, womöglich damit Motorrad fahren! Außerdem hatte ich ja jetzt schon wunde Pobacken, die ich im (gnadenvollerweise um diese Jahreszeit noch gut beheizten) Wagen stets unbedeckt hielt und meine Sitzlieg-Position jetzt so gestaltete, dass sie immer etwas auseinander gespreizt waren, damit Luft daran kam. Eine Hose trug ich nur draußen. Wenn überhaupt, half auch das nur wenig.

Ich fing an, innerlich mit der Engelwelt zu feilschen:

Es wäre ja schon ein Segen, wenn wenigstens diese schmerzhaften Pickel verschwänden! Manchmal war es nicht ganz so schlimm; einmal hatte ich nach einer Kortison-Kur ein paar Wochen Ruhe, ohne den Grund dafür zu ahnen. Während dieser Zeit unternahm ich sogar eine größere Tour zu Freunden am Bodensee und im Südschwarzwald, hielt eine einzige Vortrags- und Gesprächsrunde ab, während der ich meinen ganzen eigenen Kummer komplett ausblendete.

Mehrere Osteopathie-Behandlungen bei dem begnadeten Orthopäden, der in seiner Bescheidenheit und Demut nie genannt werden will, kamen zwar dem Bauch und meiner Seele zugute, doch das wichtigste Loch der Welt blieb eng.

Botox-Sommer, Experiment I

„Wenn du traurig bist, handle!“
(aus Marc Okrand
„Die Ehre der Klingonen“)

Längst parkte ich wieder auf meinem geliebten, da von anderen Campern ungestörten, wenn auch recht spartanischen Sommerplatz.

Anfang Juni 2016 fuhr ich zum Empfang meiner Hl. Erstkommunion erneut in den Südschwarzwald. Ein Lichtblick-Ereignis, das leider nicht in den Rahmen des vorliegenden Buches gehört. Nur so viel: Die Vor- und Nachbereitungszeit dazu ließ mich ungeachtet des körperlichen Zustandes weiter durchhalten; mein strahlendes Gesicht auf den Fotos in und vor der Kirche war echt!

Für die Fahrten legte ich mir nicht etwa so ein bereits erwähntes, hier aber völlig ungeeignetes „Lochkissen“ unter, sondern zwei seitlich untergeschobene Längsrollen aus altem Fleece. Dennoch saß ich auf Nesseln und Kakteen zugleich.

[Es gibt eine Brenn-Qualle namens „Portugiesische Galeere“, die dürfte sich ähnlich anfühlen …]

Immerhin gab es einen neuen Strohhalm der Hoffnung, dank der unermüdlichen Recherchen meiner Mutter: Botulinum-Toxin! Dieses teure, potente und potentiell tödliche Nerven<u>gift</u>, welches eher aus der sog. Schönheits-Industrie bekannt ist, wo es in winzigen Dosierungen gegen Falten eingesetzt wird, hat noch ein wichtigeres Anwendungsgebiet in der Neurologie, wo man es gegen schwere Dystonien oder Spasmen injiziert. Dass es auch bei Analerkrankungen benutzt wird, war uns relativ neu gewesen.

Zunächst für leicht-unheimlich befunden und weit weg geschoben, schien es jetzt die letzte therapeutische Option darzustellen, die ich noch nicht ausprobiert hatte. Einen Spezialisten zu finden, der Botox auch in der Proktologie einsetzte, das gestaltete sich schwierig. Die niedergelassenen Schwerpunkt-Internisten im weiten Umkreis boten nichts dergleichen an, also mussten wir wieder in den Krankenhäusern suchen.

Mutter wurde zunächst dank Internet und Handy-Flatrate in einer Klinik in Klapsenkirchen fündig und machte mir gleich einen Termin bei Herrn Dr. Boppes aus, mit vielen Wochen Wartezeit.

An einem Spätnachmittag fuhr ich eine lange Strecke mit dem Motorrad, um mir vorab schon einmal die Örtlichkeiten anzuschauen und den älteren Doktor bei einem öffentlichen Vortrag zu erleben.

Dort war ich ganz angetan von der Art, wie er über die Wissenschaft vom menschlichen Verdauungssystem sprach. Er schien tatsächlich noch etwas von der Demut eines Forschers in sich zu haben, der genau weiß, dass man noch längst nicht alles über den Aufbau, die Funktion und die Zusammenhänge bei Darm & Co. herausgefunden hat.

Leider verhält es sich manchmal so, dass sich Personen während der Öffentlichkeitsarbeit, z.B. einer Vortragssituation, ganz anders verhalten als unter vier Augen; das hatte ich schon oft auf medizinischen und anthroposophischen Kongressen erlebt. Und leider verhielt sich Dr. Boppes Wochen später in der Sprechstunde ebenso, als hätte er sich von Dr. Jekyll in Mr. Hyde verwandelt. Wie etliche seiner famosen Kollegen zuvor weigerte er sich nicht nur, ein vernünftiges Gespräch mit mir zu führen und den Anus von außen zu betrachten, sondern auch nur einen Blick in die mitgebrachten Vorbefunde zu werfen!

Ich erklärte verzweifelt, das würde doch viel Arbeit ersparen, vielleicht vor Schaden bewahren, aber nein, auch er bestand zuallererst auf einer Proktoskopie. Ich flehte ihn an, es seien doch schon viel zu viele solche Untersuchungen gemacht worden, wobei es mir jedes Mal schlechter gegangen sei, und es ginge doch gerade wegen der Enge im Kanal um Botox, weil gar keine zum Ausschneiden geeignete Fissuren mehr da seien!

Ich würde auch alles privat bezahlen, bar im Voraus auf den Tisch, wenn es denn sein sollte, aber bitte, bitte, zuerst die Injektionen, und wenn der Sphinkter daraufhin weiter aufmachte, dann könne er gerne eine Proktoskopie durchführen! (Komisch, wenn man Botox gegen Falten haben will, bekommt man es sofort, solange man nur tüchtig zahlt …) Es war mir fast, als winselte ich um mein Leben; erbärmlich!

Das durfte einfach nicht mehr so weitergehen, sonst verlor ich noch den letzten Rest Selbstrespekt.

Dr. Boppes blieb stur, und um noch eins draufzusetzen, forderte er, dass ich diesmal in Vollnarkose untersucht würde und dazu eine Einwilligung unterschreiben solle, dass er, falls er das für angebracht hielte, auch zugleich eine Fissurektomie vornehmen dürfe. Außerdem müsse ich eine Begleitperson mitbringen, die dafür unterschreiben würde, dass sie mich in der auf den Eingriff folgenden Nacht beaufsichtigen würde.

Ich, innerlich schon ganz flau und tatterig, fragte, wie das denn gehen solle, ob ich nicht auf dem nahen Wohnmobilplatz parken und dort übernachten könne, allein auf eigene Verantwortung? Er ließ nicht mit sich reden; ich solle in zwei Wochen nochmal vorbeikommen …

In meinen Helm hinein heulend fuhr ich über die Autobahn zurück; ein Wunder, dass nichts passierte, doch das war momentan gleichgültig. Natürlich wäre meine Mutter notfalls als Begleitperson hergekommen, und meine alten Freunde Anni und Gerhard waren ebenfalls sofort bereit, mir in dieser Weise zu helfen, als ich ihnen davon erzählte.

Bloß wollte ich nicht nur niemandem derart zur Last fallen, sondern tief innendrin warnte mich etwas, mich in Narkose hilflos diesem Arzt hinzugeben – und, dem Herrn sei gedankt, wenigstens dieses Mal hörte ich auf jene Stimme, die sich noch nie geirrt hat! (Ja, ignoriert habe ich sie manchmal sehr wohl, aber wann immer das geschah, habe ich es bitter ausgelöffelt. Zu bitter, wenn man an den 10.7.2014 denkt …)

Am nächsten Morgen war klar, was zu geschehen hatte: Ich rief die Klinik in Klapsenkirchen an und sagte ab. Der konnte mich mal am Arsch lecken, aber nicht hineingucken!

Meine treue Mutter besorgte mir einen neuen Termin, diesmal bei einer jüngeren Botox-Expertin, die gerade ihren erfahrenen Professor, zu dem ich eigentlich wollte, abgelöst hatte: Frau Dr. Pingel von der Top-Klinik, die, sagen wir mal, auch irgendwo am schönen Rhein liegt …

Wie das so ist, war es wieder einmal furchtbar kompliziert mit all dem zu erledigenden Papierkram für den sog. „teilstationären" Aufenthalt über zwei Julitage mit Übernachtung zu Hause, also einer ziemlichen Hin-und-Her-Fahrerei mit Bus und Bahn.

Es wurden, da Botox unter „Neurologie" lief, allerlei Untersuchungen veranstaltet, die herzlich wenig mit einem Anus zu tun hatten, aber ich machte gern alles mit, Hauptsache keine Proktoskopie, ja, selbst eine rektale Untersuchung durch einen fleischigen Arzt-Zeigefinger würde ich verweigern!

Eines musste man Frau Dr. Pingel lassen: Auch wenn sie bei der Anamnese weniger genau zuhörte (wie ihr Tätigkeitsbericht später zeigte), ignorierte sie wenigstens nicht die Vorbefunde – und gewährte mir eine vierfach-Botox-Injektion in den Sphinkter externus, mit der Option, es in ein paar Wochen noch einmal mit einer höheren Dosis zu versuchen.

[Es verhält sich nun so, dass der äußere Schließmuskel derjenige von zweien ist, der dem Willen unterliegt, aber nur 20 – 30% der Gesamtverschlussleistung des Anus erbringt.

D.h.: Befindet sich eine gewisse Menge „Häufchen" im Kotreservoir (die sog. Ampulle), meldet der innere Schließmuskel ans Gehirn: Ich will mich eigentlich bald öffnen! Der Mensch fühlt dann den bekannten „Drang", entscheidet aber über den äußeren Sphinkter, ob auch ein geeignetes Örtchen zur Verfügung steht, um erst dann die Schleuse frei zu geben.

Betrachtet man die prozentuale Verteilung der Verschlusskräfte, wird ersichtlich, dass je nach Individuum das „Einhalten" von Stuhl nicht unbegrenzt möglich ist. Umgekehrt aber macht willentliches „Pressen" auf dem WC wenig Sinn, solange der Sphinkter internus nicht signalisiert, dass er bereit ist.

Instinktiv hatte ich das schon immer geahnt: Einem Kleinkind auf dem Töpfchen Druck zu machen, bringt nicht nur gar nichts, sondern verstärkt möglicherweise nur innere Verspannungen, zumal es, wie wir sehen werden, noch weitere Muskeln gibt, die an dem hoch komplexen Entleerungsvorgang beteiligt sind. Falls es Menschen gibt, die „auf Kommando machen" können, würde ich das sehr bewundern, aber ich gehöre definitiv nicht dazu – eher hätte ich es bei einem Wettbewerb nach dem Motto „Wer hält nach Abführmittelgaben am längsten ein, ohne „rennen" zu müssen?" ins Guiness-Buch der Rekorde schaffen können.]

Lähmt man nun einen oder gar beide Sphinkter, kann das zwar zu einer vorübergehenden Inkontinenz führen, doch das war ich bereit, in Kauf zu nehmen. Zufällig hatte der Discounter gerade diverse Inkontinenz-Artikel im Sonderangebot, und ich kaufte fast den gesamten Posten an entsprechenden Einweg-Slips und Bettunterlagen auf, denn in der Apotheke waren sie viermal so teuer.

Die Injektionen selbst waren äußerst schmerzhaft, weil die Ärztin den besagten Muskel erst eine Weile suchen musste, damit das sündhaft teure Botulinum Toxin nicht etwa ungenutzt im „Speck" versickerte.

Zu diesem Zweck war die Nadel an ein EMG-Gerät (Elektro-Myo-Gramm) angeschlossen, welches durch grafische Muster oder Kurven auf einem Bildschirm sowie laute Knattergeräusche anzeigte, wann ein Muskel angepickt wurde. Offenbar war das gar nicht so einfach, denn Frau Dr. Pingel musste wiederholt die Nadel ansetzen und stocherte nach meinem Empfinden entschieden zu lange in meinem Fleisch herum, bis sie ihre Ziele gefunden hatte. Ich hatte mir schon vorher die Erlaubnis zu jaulen erbeten, denn in der Körperregion tolerierte ich eigentlich gar nichts mehr.

Egal, Hauptsache, ich hatte das Botox drinnen!

Überglücklich trat ich die Heimfahrt an; jetzt würde vielleicht alles gut, nur ein paar Tage mussten wir auf den Wirkungseintritt warten. Normalerweise flutet Botox allmählich an, so dass man erst nach einer Woche bis zehn Tagen eine deutlichere Wirkung spürt, wobei die Spitze nach ca. einem Monat erreicht wird. Danach flaut die Wirkung ganz langsam wieder ab, bis nach insgesamt drei Monaten fast nichts mehr übrig ist.

Ich zählte die Tage … Vielleicht müsste ich bald nicht mehr irrigieren, vielleicht hörten endlich die Schmerzen auf …!

Zwei, drei, vier … na ja, hat noch Zeit …

Wumm, Wuuumm, Wuuumm!

Fünf, sechs, sieben … Sollte nicht jetzt schon ein bisschen zu spüren sein? – Das einzige, was ich spürte, war der frische Riss von heute Morgen!

Acht, neun, zehn … nichts, Scheiße, ich glaub‘, das war‘s!

Zwei bis drei Wochen: Eine gewisse Erschlaffung war da, sonst würde ich den Verdacht hegen, man hätte ein Placebo injiziert.

Obwohl ich definitiv spürte, dass ich Botox intus hatte, der Willkür-Schließmuskel nicht mehr so recht meinem Willen unterlag, war von Inkontinenz nichts zu spüren – und der Durchmesser des „Häufchens“, das diese Bezeichnung schon lange nicht mehr verdiente, weil es in Form einer sich bleistiftdünn und sehr lang dahinringelnden „Wurst“ austrat, die dank Diät und Irrigator in halbflüssigem Brei endete, blieb unverändert bei ca. 5 mm.

Ich rief die Top-Klinik an und machte einen neuen Termin aus.

Botox-Sommer, Experiment II

„Ich wünsch' eine gute Nacht,
scheißen Sie ins Bett, dass es kracht;
schlafen S' gesund, recken S' den Arsch
zum Mund …"

(Wolfgang Amadeus Mozart, „Bäsle-Briefe",
zitiert nach Stefan Siegert, Niels Frédéric Hoffmann,
„Mozart – Die einzige Bilderbiografie", Hamburg 1988)

War die Dosis zu gering gewesen? (Es wäre nicht das erste Mal, dass so etwas geschah.) Hatte Frau Dr. Pingel trotz EMG etwas danebengeschossen? Oder hatten wir vielleicht vorab auf den falschen Muskel gezielt?

Es wäre mir stimmiger vorgekommen, den Sphinkter internus zu lähmen, nicht nur, weil der für mindestens 70% der Verschlussleistung verantwortlich zeichnet, sondern weil ich den äußeren Schließer ohnehin selbst beeinflussen konnte. Aber wer war ich denn, dass ich mir solche Gedanken anmaßen konnte?

Immerhin willigte Frau Dr. Pingel ein, im August einen Versuch mit einer Zweifach-Injektion Botox in den inneren Schließmuskel zu versuchen, der noch näher am Analkanal liegt als der äußere.

Entsprechend horrormäßig war die Prozedur, und doch dasjenige, was ich mir gerade am meisten wünschte.

Ich war, nicht zuletzt aufgrund der hochsommerlichen Temperaturen, in nach Stress riechenden Schweiß gebadet; hinzu kam, dass wieder verstärkt die ineinanderfließenden Pickel rund um den Anus herum auftraten, was den Eindruck von „ungewaschen" noch verstärken musste.

Ich hatte das Gefühl, die Frau Doktor ekelte sich vor mir und wollte mich so schnell wie möglich loswerden; aber vielleicht war sie einfach nur unsicher. Sehr „taktvoll" erklärte sie, wenn das jetzt nicht helfe, könne sie nichts mehr für mich tun. Es klang so, als hätte sie mich abgeschrieben, bevor wir die Wirkung abwarteten. Ich musste ihr halb auf den Gang hinaus hinterher rennen: Was ich denn dann tun sollte? Schließlich rühmte sich diese Klinik, eine große Anzahl verschiedener Fachgebiete zu vereinen, ggf. auch interdisziplinär zusammenzuarbeiten!

Dies sei nicht ihr Business, meinte sie abweisend, da müsse ich mich selbst drum kümmern und ggf. einen separaten Termin in einer anderen Abteilung erfragen.

Egal, ich glaubte fest daran, dass das Botox dieses Mal an der richtigen Stelle saß. Wenn es erst einmal nachweislich wirkte, würden wir bei der Krankenkasse eine Dauer-Kostenübernahme für die Auffrisch-Injektionen alle drei Monate beantragen.

In der Mittagspause hatte ich in der Eingangshalle einen jungen Mann mit ausgeprägter Cerebralparese (früher „Spastiker" genannt) getroffen, der sich schon seit Jahren regelmäßig seine Botox-Schüsse hier abholte, und die Kasse zahlte alles, einschließlich einer längeren Fahrt mit dem Behinderten-Taxi für seinen breiten Elektro-Rollstuhl. Anscheinend war das Zeug doch nicht so gefährlich wie sein Name klang, wenn man es so lange ohne Nebenwirkungen oder Wirkungsverlust anwenden konnte.

Erneut begann das lange Warten …

Bereits nach wenigen Tagen beschlich mich das Gefühl, dass wieder etwas nicht stimmte, weil der Anus um keinen Millimeter weiter aufmachte, obwohl ich deutlich spürte, dass das Botulinum-Gift wirkte. Es hatte sich bereits während der letzten Wochen gezeigt, dass ich das Irrigatorwasser nicht mehr ganz so gut drinnen behalten konnte wie früher, was nicht weiter tragisch war, weil es schließlich heraussollte. Nun bekam ich es nur noch unter großen Anstrengungen und Plemperei hinein, weil ein zunehmend größerer Anteil während des Einleitens an der Seite gleich wieder herauslief, vermischt mit kleinen Stuhlpartikeln.

Eindeutig, das war eine Vorstufe von Inkontinenz,

jedenfalls bzgl. flüssigem Enddarminhalt, wie er eigentlich auch nicht normal ist. Sollte ich es wagen, einmal den Irrigator wegzulassen? Vielleicht musste der nun gelockerte Schließer einfach nur etwas mehr gefordert werden, und wie sollte er das, wenn die Brühe gar zu dünnflüssig kam?

Lieber noch ein paar Tage warten …

Die Entscheidung wurde mir jäh abgenommen, als ich eines Morgens während der zweiten Woche mit Stuhldrang aus dem Bett hochschoss und es nicht mehr schaffte, das Wasser warmzumachen und in den Einlaufbehälter zu füllen, bevor sich der Dünnhaufen aus eigener Kraft seinen Weg bahnte.

Butterweich, aber eben nicht flüssig, zerkratzte er mir erneut den Afterrand und brannte aggressiv in den frischen kleinen Schleimhautoberflächen-Wunden. Klar würden die binnen Tagen heilen, doch bis dahin würden sie, wenn nicht an derselben Stelle, woanders aufreißen.

Das ging doch nicht mehr mit rechten Dingen zu: Da hatte ich Botox im inneren und äußeren Sphinkter, wurde von Tag zu Tag mehr inkontinent, und bekam dennoch den Arsch nicht wirklich auseinander?! Wenn das wirklich ein Sphinkterspasmus sein sollte, was mir seit einem Jahr das Leben fast nicht mehr lebenswert machte und mich zuweilen um meinen Verstand fürchten ließ, ergaben die aktuellen Beobachtungen einfach keinen Sinn: Was sollte ich denn jetzt noch, mit gelähmten Muskeln, „zusammenkneifen“, sei es bewusst, sei es unbewusst, weil ich irgendwelche „psychischen Probleme“ hätte?

Schöne Misere: Jetzt hatte ich keinen therapeutischen Benefit; dafür wurde mir der Alltag mit den immer mehr Zeit raubenden Abführ-Orgien noch zusätzlich erschwert.

Immerhin kamen jetzt die Inkontinenz-Pants zu Ehren, die ich, auch wenn es sich total uncool anfühlte, zur Sicherheit trug, falls der Darm es sich überlegen sollte, mich mit einem „Nachschlag“ zu überraschen. Die sehr saugfähigen Bett-Unterlagen erwiesen sich als unersetzlich, wenn ich mir meinen schönen Wagen nicht ruinieren wollte.

Früher hätte ich mir bis zu zwei Liter Wasser hinten hereinpumpen können, ohne dass ein Tropfen daneben ging, und es danach noch eine Stunde durch die Gegend spazierentragen können, wenn ich das gewollt hätte. Nun mussten die Vlies-Produkte pro Anwendung locker einen halben Liter danebengelaufenes Kackwasser auffangen. Ich selbst konnte dabei nur noch komplett nackt auf dem Boden liegen, weil die unappetitliche Brühe während der Prozedur auch über mich drüber lief, manchmal die halbe Unterlage längs bis zum Rippenbogen.

Nicht immer schaffte ich es, meinen verschmierten Rumpf zum Abschluss des Einlaufvorganges rechtzeitig auf den Kübel zu hieven (...). Bis ich danach die Hilfsmittel und mich unter Wohnmobil-Sommerplatz-Bedingungen picobello gesäubert und das gesteigerte Müllaufkommen entsorgt hatte, war fast der halbe Tag herum; schon nahte der Abend mit „the same procedure as twice a day"...

Der Verbrauch an Feuchttüchern & Co. überstieg bei weitem jenen, den ich im Zusammenhang mit Pflegetauben manchmal gehabt hatte. Wie lange noch würden meine Hände die Kraft zum Einführen und Ausbalancieren der weißen Irrigatorspitze haben, während die Füße den hin und her schlingernden Schlauch festhielten? Mein ganzer Körper fühlte sich entsetzlich ausgelaugt an.

Was hatte der Krankenhaus-Priester noch gesagt – <u>unwürdig</u>?

Oh, würden jene Ärzte, die ihre blöden Sprüche klopften, doch nur <u>einmal</u> sehen, wie ich da vor mich hin winselnd (angesichts der immer kühler werdenden Nächte auch frierend) in meinem eigenen Dreck lag und um jeden Tag neu kämpfte! Wie oft hatte ich ihnen schon letztes Jahr gesagt: <u>Ich kann nicht mehr!</u>

Aber das interessierte sie nicht, bis auf wenige Ausnahmen.

Ich nahm meine abendlichen Schrei-Aktivitäten wieder auf, die eine Zeit lang aufgrund der Kommunions-Freude und der Botox-Hoffnungen versiegt gewesen waren. Morgens wurde es immer schwieriger; die ersten bewussten Impulse beim Aufwachen waren Panik und fliegende Eile, den Irrigator noch rechtzeitig fertigzumachen, was nicht immer gelang.

Ohne einen Supertipp meiner schwangerschaftserfahrenen Mutter hätte ich es gar nicht mehr geschafft: Sie erzählte mir, dass man, um Wehen zurückzuhalten, „hecheln“ sollte. Sie selbst meinte, das wirke auch, wenn sie plötzlich Stuhlgang verspürte (was ja den Wehen nicht ganz unähnlich sei), es aber noch ein Stück zum WC zu laufen sei, um die Not-durft für kurze Zeit zu verschieben. Man glaubt es nicht, was ich in jenen Spätsommerwochen, die zum Frühherbst wurden, ins Hecheln kam!

Ich wusste, es hörte niemand zu, wenn ich mich absichtlich geradezu in Sauerstoff-Rauschzustände hochschaukelte, prustend, hektisch flehend, bitte, warte noch, ein paar Sekunden, nein!, bitte, bitte! Wie auch immer, es wirkte, sofern ich nicht aus Schlaftrunkenheit zu wenig Energie hineinsetzte.

Normalerweise lasse ich die erste Stunde des Tages gerne ruhig angehen, doch nun stand auf dem Programm: Hecheln und in Scheiße baden! Ich zählte die Tage, rechnete, schaute in den Kalender, wie lange das Botox noch in mir drinnen bleiben würde: entschieden zu lang!

Dabei wurde es immer kälter im Wagen, gerade vom Fußboden her … Wie sollte das gehen mit dem stundenlangen Abführen, nackig bei Nachtfrost?

(Auf einen teureren Platz mit Steckdosen und Wasserstelle umzuparken war angesichts der hohen Mehrausgaben für Salben, Therapien und Hilfsmittel, die nicht von der Krankenkasse gedeckt wurden, nicht möglich.)

Meine großzügige Wolle-Verkäuferin, die von meiner Not hörte, spendete mir einen großen Packen Inkontinenz-Unterlagen ihrer verstorbenen Tante. So gab es immer wieder Menschen, die mich spüren ließen, dass ihnen mein Schicksal nicht gleichgültig war. Vielleicht war es auch das, was mich weiter durchhalten ließ.

Eine solche Person, die auch ein offenes Ohr, ständig neue Ideen und ultra-sensitive Hände hat, ist meine Physiotherapeutin, zu der ich auf Anregung von Frau Dr. Pingel zur sog. „funktionellen Beckenbodenarbeit" ging, für die sie mehrere Spezialausbildungen absolviert hatte. Ich hatte den Eindruck, alles, was sie machte und empfahl, tat gut, einschließlich eines Elektro-Stimulationsgerätes, das ich für drei Monate leihen durfte, wenn es auch den Anus nicht weiter machte.

Solche direkt und praktisch mit Patienten arbeitende Therapeuten zeigen oft viel mehr menschliche und z.T. auch fachliche Kompetenz als manche Ärzte.

Wenn ich doch nur einen Spezialisten finden könnte, der mich nicht als eine Mischung von Fließbandarbeit und suspekte Nervensäge ansehen würde …!

Oh ja, zwei solche Experten aus alten Zeiten kannte ich, zwar keine Koloproktologen, nicht einmal Internisten, aber sie hatten doch sicher auch Kontakte zu Medizinern aus allen möglichen Fachgebieten, waren sie doch ein überreiches Berufsleben lang auf Kongresse & Co. in aller Welt herum gereist: Dr. Reinhard Horowski, alter Pharma-Fuchs (Pharmakologe u.v.m.) und Grundlagenforscher, der Pionierarbeiten geleistet und noch Medikamente an sich selbst ausprobiert hat, und Prof. Dr. Geert Mayer, Neurologe, Somnologe u.v.m.

Mit beiden verband mich jeweils eine ganz individuelle Geschichte, und zu beiden waren die Kontakte über die Jahre, z.T. Jahrzehnte, nie ganz abgerissen.

Ich funkte S.O.S.

Botox-Sommer, Experiment III

„Wenn es auf dem Waldboden liegt,
dann ist es Kot.
Wenn man es unter dem Mikroskop
betrachtet, dann sind es Faeces.
Wenn es dir den Rücken herunter läuft,
dann ist es Scheiße!“

(zitiert nach Stacey O‘Brian:
„Wesley – wie eine Eule mein Herz eroberte“,
in dem sie mit viel Humor ihre Arbeit
als Eulen-Forscherin beschreibt, bei der man
auch gelegentlich ziemlich besch … mutzt wird.)

Wo war mein Leben geblieben – mein wundervolles Leben, perfekt in seiner Imperfektion?!

Überall in meinem Wagen flogen Inkontinenz-Artikel und Putzlumpen herum. Von der Dachluke herab baumelte ein Irrigator, der dort nach jeweiligem Gebrauch seinen Stammplatz zum Abtropfen besaß, direkt über der Schüssel, in der ich mit Hilfe von Einweg-Suppentellern meine täglichen Bidet-“Vollbäder“ zu nehmen pflegte. Der Tisch quoll über vor Salben, Gelen, Bio-Pillen und Nahrungsergänzungs-Stoffen, während draußen, hinter dem Vorderrad verborgen, die Säcke mit „Sondermüll“. ihres Abtransports harrten.

Kurz gesagt, es sah aus wie in einem Pflegeheim anstatt wie in einer zünftigen Rockerbude! Mein Helm, meine Lederjacke und die anderen Schutzklamotten waren irgendwo dahinter verschwunden.

Das merkwürdige Ekzem war extremer denn je aufgeflammt, egal welche Salbe ich benutzte oder wegließ. Am Rücken oberhalb des Steißbeins hatte ich inzwischen eine handtellergroße Fläche Hornhaut, weil ich keine andere „Sitz“-Position mehr finden konnte als die, mit diesem

Lendenwirbelteil auf der mit einem großen Frottee-Handtuch bedeckten Sitzbank hängend, die Füße auf die gegenüber liegende Küchenzeile gelegt, den brennenden Arsch in der Luft frei schweben zu lassen.

So strickte, aß, schrieb und telefonierte ich noch. Obwohl ich nach Möglichkeit jegliche Reibung vermied – irgendwann musste ich ja mal raus oder ins Bett gehen und eine Hose anziehen. Stellenweise guckte schon das rohe Fleisch heraus; und wenn es gar nicht mehr anders ging, schmierte ich eine länger haltbare Salbe mit Kortison darauf, die Herr Dr. Lind verschrieben hatte.

Kortison kann die Haut irreparabel schädigen, dünn machen, weshalb ich es mir eigentlich nur am Tag vor einer längeren Motorradtour gönnte.

Wenn dieser Entzündung kein konkretes Produkt zugeordnet werden konnte – war das dann etwa auch „psychosomatisch", genau wie mein Analkanal, den ich „zusammenkneifen" konnte, obwohl beide Sphinkter gelähmt waren?

Boah, was war ich für ein Naturwunder!

Auf einmal, mitten in meiner Naturkatastrophe, kam ein Gedanke: Vielleicht ist es dann etwas, das ich einnehme?!

Hastig ging ich im Geiste alles durch, was ich so zu schlucken pflegte, da ich an normaler Nahrung nur noch ausgewählte zarte Salate, ungesäuerte Flachkräcker und mit Vitamin-Mineralstoff-Spurenelementen angereichertes Sportler-Eiweißpulver vertrug. Es musste sich um etwas handeln, das ich in diesem Jahr mehr oder weniger kontinuierlich zu mir genommen hatte und aktuell noch einnahm – womit die aggressive Chlor-Brühe namens MMS ausschied.

Schnell blieb mein Verdacht am Wirkstoff Macrogol hängen, den ich von zwei vergleichbaren Herstellern bezog – je nach dem, was die Apotheke gerade im Angebot hatte oder was meine liebe Freundin Birgit, die bei einem

Pharma-Großhändler arbeitete, etwas günstiger besorgen konnte. Fünf Beutel nahm ich inzwischen täglich davon, eine eindeutige Überdosierung, aber was sollte man denn tun, wenn einem ansonsten der Arsch zu platzen drohte?

Das „Loch“ war mittlerweile so geschrumpft, dass es nur noch einen ultra-dünnen Strang durchließ, der sich wie aus einer unzureichend angepickten Tube Tomatenmark herausringelte, dafür in Blitzgeschwindigkeit ein Häufchen schuf, wie es Wattwürmer hinterlassen. Selbst die Zwerg-Bartagamen im Terrarium der Zoohandlung, die ich so gerne anschauen ging, sogar meine Tauben machten manchmal dickere Durchmesser, v.a. wenn sie länger auf einem Nest gesessen und Kunsteier bebrütet hatten!

Ich wühlte nach dem Beipackzettel, tippte die Nummer des Pharma-Konzerns, der Macrogol vertrieb, ins Handy und brachte meine Fragen vor. Sofort verband man mich mit einer freundlich-kompetenten Fachfrau (oder evtl. Ärztin); ich hatte ja früher schon festgestellt: Mit Pharma-Firmen konnte ich oft besser vernünftige Gespräche führen als mit gewissen praktizierenden Ärzten. Die Dame hörte aufmerksam zu, sagte, sie wolle das nochmal genau überprüfen und Studienunterlagen heraussuchen, und ob sie mich später zurückrufen könne?

Ja klar! Eine knappe Stunde später meldete sie sich tatsächlich und erklärte, meine Vermutung sei berechtigt! Der Stuhl selbst, der zwar bei solch aberwitziger Beschleunigung sozusagen fast „aus dem Magen heraus“ fiel, besäße zwar auch eine gewisse Aggressivität, doch Macrogol werde vom Körper nicht aufgenommen, sondern wieder ausgeschieden (z.T. sogar mit dem Urin, was erklärte, warum es mir auch immer wieder etwas „vorne herum“ brannte).

Ich hakte ein, ob denn der relativ kurze Kontakt der Ausscheidungen mit der Haut, immerhin zweimal täglich ½ bis 1 Stunde, ausreichen würde, eine derartige Entzündung zu verursachen, was sie eindeutig bejahte. Also doch! Es war mir gleich so verdächtig vorgekommen, dass sich die Pickel etwas asymmetrisch vermehrt auf die linke Körperseite konzentrierten (auf der ich während des Irrigierens lag), und sich mittlerweile einzelne sogar am Oberschenkel zeigten.

Ich bedankte mich vielmals und überlegte, welche Optionen mir noch blieben. Umfragen bei Apothekern ergaben keine brauchbaren Alternativen für Macrogol, aber reduzieren musste ich es; ohnehin war das ganze kaum noch zu finanzieren. Sauerkrautsaft o.ä. potente natürliche Substanzen vertrug ich schon seit über einem Jahr nicht mehr: Beim Ausscheiden brannte es derart pervers, dass ich alles zusammenbrüllte.

[Während solcher Phasen gaukelt einem die Körperphantasie die absonderlichsten (und sehr unchristlichen!) Gedanken vor, z.B.: Für was ersinnen Inquisitoren, Terroristen und Regierungen in aller Welt komplizierteste Foltermethoden, wenn es doch ausreichte, jemandem ein Messer in den Arsch zu stecken, es beim Herausziehen einmal umzudrehen, das Opfer zu zwingen, Sauerkraut und Chili zu essen und dann, wenn er es ausscheidet, das Gejaule zu filmen und ins Internet zu stellen. Das sollte man mal mit denen machen, die sich öffentlich damit brüsten, wehrlose Gefangene zu köpfen, oder Schlimmeres … Um ihren Tod würden sie flehen, ganz gewiss!]

Ich erhöhte die Irrigator-Wassermenge auf zweimal 1½ Liter, um auf drei Beutel Macrogol herunterzugehen und die Entzündung ein bisschen einzudämmen. Mitten in diese verzweifelte Lage kamen mir meine o.g. bewährten Arzt-Bekanntschaften mit fachlichen Recherchen und Kontaktvermittlungen zu Hilfe.

[Wer Dr. Horowski und Prof. Mayer kennt, weiß, was sie für ein Arbeitspensum zu erledigen haben, zumal sie beide nicht mehr auf die Jugend und Gesundheit von Zwanzigjährigen zurückgreifen können. Auch bei ihnen kann ich mich im Rahmen dieses Buches nur unzureichend bedanken.]

Letztendlich war es dann ein durch Prof. Mayer vermittelter Kontakt zu einem uralten Botox-Professor in Zwickau, der noch einmal einen ganz neuen Ansatz versprach: Bei einer Kanal-Verengung durch Anismus, der in seiner Auswirkung ohne aufwändige Messungen kaum von einem Sphinkterspasmus zu unterscheiden war, musste der sog. Puborectalis-Muskel (Teil des Musculus Levator Ani) durch Botulinum-Toxin schlaff gemacht werden, nicht der Sphinkter externus oder internus!

Bezeichnenderweise hatte Frau Kruse noch vor dieser neuen Erkenntnis mit ihren zarten und doch so starken, sensitiven Fingern eine deutliche Verspannung des besagten Levators ertastet. (Ihre Zeigefinger sind so schlank wie meine kleinen Finger – und ich habe nicht gerade große Hände!)

Also Zwickau, meine Chance, eine weite Fahrt, die sich bestimmt lohnen würde!

Ich zählte die Tage bis zur Abreise in „noch soundsovielmal abführen“-Einheiten, wie vor jeder Botox-Therapie.

Mitte September 2015:

Da die ehemalige DDR-Stadt mit dem Zug nur umständlich zu erreichen war und ich sowieso dort übernachten musste, nahm ich das Wohnmobil. Auf dem „Platz der Völkerfreundschaft“ fand ich eine billige Parkmöglichkeit, und als der alte Professor, der nur noch einmal im Monat in die Klinik kam, bereit war, mir ohne weitere Untersuchungen (insbesondere keine Proktoskopie!) Botox in den Puborectalis zu injizieren, schien mein Glück perfekt zu sein.

Beinahe wäre die Aktion an der schweren Hautentzündung gescheitert, doch in weiser Voraussicht hatte ich drei Tage zuvor fleißig Kortison geschmiert, um die puterrote Farbe etwas auszubleichen.

Über der Stadt, die mit vielen leerstehenden, verfallenden Häusern von einer vergangenen Epoche Zeugnis ablegte, lag ein merkwürdiger Geruch, irgendwo zwischen Chemie und Landwirtschaft. Der Dialekt dort hatte etwas Vertrautes an sich, da er an meine Freunde in Sachsen erinnerte.

Zur Vierfach-Injektion am nächsten Tag drückte man mir zwei harte Igelbälle in die Hände, was die bevorstehenden Schmerzen erahnen ließ. (Diese stellten dann tatsächlich sogar das Herumgestochere in den Sphinktern ihrerzeit in den Schatten … Warum hatte man mir eigentlich nicht gleich einen Beißring zwischen die Zähne gelegt?!)

Der erfahrene Professor versicherte mir, wenn die Behandlung Erfolg hätte, dürfte ich alle drei Monate wiederkommen. (Manche Patienten kamen sogar aus Russland hierher.) Für mein Überleben inkl. Lebensqualität wäre das ein akzeptabler Preis.

Nun gut, dann würde ich eben öfter nach Zwickau fahren, war schließlich eine schöne, interessante Tour, fast wie in ein anderes Land!

Überschäumend vor Freude telefonierte ich auf dem Weg zurück zum Wagen mit Prof. Mayer, sputete mich dann, noch bei Tageslicht so viele Kilometer gen Westen wie möglich hinter mich zu bringen, weil ich eigentlich noch zu einem Medizin-Buddha-Seminar nach Stuttgart wollte. Neben dem Körper sollte schließlich auch die Seele gepflegt werden.

Was ich in jener Nacht nochmal an Kräften mobilisierte, mit frischem Botox im Gesäß, bei Regen, Dunkelheit und schmierenden Scheibenwischern, 4½ Stunden Schlaf auf einem Rastplatz, nunmehr sternenklar und kalt, danach Nonstop-Weiterfahrt bis Nähe X-Stadt, hinein in dichten Morgennebel, mit chaotischen, engen Baustellen z.T. im Bereich eines Autobahnkreuzes, das konnte ich mir kaum noch erklären.

Neue Hoffnung, neuer Mut!

Auf dem Rückweg von Stuttgart, nach nun insgesamt fünf Tagen Zwangshaltungen beim Auto- und Zugfahren, Schlafen auf dem Fußboden der Buddha-Gemeinde und schiefem Sitzliegen auf Meditationskissen fühlte sich mein Darm innerlich dergestalt „verknotet" an, dass ich den Weg von der Bahnstation zu meinem Wagen nicht mehr aufrecht gehen konnte. Mitten in dem öden, düsteren Industriegebiet, das ich durchquerte, musste ich mich sogar für ein paar Minuten platt rücklings auf den Bürgersteig legen, bevor ich, von der Hüfte an fast im rechten Winkel abgeknickt, vor Schmerz nur gepresst atmend, weitertorkeln konnte.

Wenn da jemand gekommen wäre, ich hätte mich nicht wehren können! Im Wagen legte ich mich erst einmal eine halbe Stunde flach auf den kalten Boden, merkte, wie nach und nach ein Ruck durch die Eingeweide ging … und dann war es wieder okay.

Diese ignoranten Koloproktologen … das war doch eindeutig eine mechanische Angelegenheit: Mechanisch hatte sich der Darm verrenkt, und mechanisch war er wieder zu erlösen!

So war es doch schon damals in der Schulzeit gewesen, unabhängig davon, dass mir jetzt der Arsch in Fetzen hing!

Wieder begann das sehnsüchtige Warten: … 4, 5, 6, 7 Tage …

Nach ca. 2 bis 3 Wochen war tatsächlich eine leichte Besserung zu sehen: Der Stuhl ringelte sich immerhin wieder bleistiftdick heraus, und auch Frau Kruse tastete eine spürbare Entspannung am Levator Ani.

Die Inkontinenz bzgl. wässriger Konsistenzen war nicht mehr zu überbieten, hatte ich jetzt doch einander überlappende frische und restliche Wirkungen von Botox in allen drei am Schließvorgang relevanten Muskeln.

Nun war klar: Dass bei Schmerzen auch eine gewisse Verkrampfung vorhanden ist, mag wohl verständlich sein, aber das allein konnte es bei mir nicht sein! Es war wie verhext: Dank des Einsatzes „meiner“ lieben Weltformat-Koryphäen hatte ich erdenklich kostbare, privilegierte Behandlung erhalten … und jetzt war unser letztes As im Ärmel verspielt!

Dennoch hatten die Botox-Experimente wichtige Erkenntnisse gebracht, vor allem den Vorsatz: Ich kenne meinen Körper und diesbezüglich lasse ich mich von niemandem mehr verkackeiern!

Affenzirkus im Oktober

„Jeg skulle vært på do,
men nå er det egentlig for sent …
Jeg skulle skifte tøy,
men jeg har ikke noe mer, som er rent!“
(aus dem Song „Mr. Tiltakslysten“ von Øystein Sunde)
[„Ich sollte auf dem Klo gewesen sein,
aber jetzt ist es eigentlich zu spät …
Ich sollte Klamotten wechseln,
aber ich habe keine mehr, die sauber sind!“
(Deutsche Übersetzung von S.F. Schäfer)]

Parallel zum dritten Botox-Experiment hatte ich noch einmal einen Termin in der Top-Klinik irgendwo am schönen Rhein ausgemacht; schließlich musste man die langen Vorlaufzeiten bedenken, und ich spürte, ich hatte keine Zeit mehr zu verlieren. Meine Hände schienen sich immer mehr zu weigern, den Irrigator zu setzen, abends schrie ich mir fast die Seele aus dem Leib, und meine Kräfte verfielen zusehends.

Diesmal kam ich nicht in die Botox-Neurologie, sondern zu Frau Dr. Hempel in die Koloproktologie. Natürlich wollte sie nebst allerlei Untersuchungen auch eine Proktoskopie machen, ggf. auch in Narkose, ggf. dann gleich mit Ausschneiden der nicht vorhandenen Fissur, mit denselben „Argumenten“ wie Herr Dr. Boppes seinerzeit:

Dann würde ich nichts davon mitbekommen und könnte nichts zusammenkneifen, also dürfte es auch nicht zu Verletzungen kommen. Welch eine Logik!

Ich konterte, ob sie denn allen Ernstes glaube, ich könne da noch irgendetwas „zusammenkneifen“?! Was, bitte, sollte ich denn mit Botox in allen Schließern noch zusammenkneifen?! Die Pobacken mit beiden Händen zusammendrücken, oder was?!

(Außerdem: Das half nichts, hatte ich nämlich mangels anderer Optionen wiederholt vergebens während der Hechel-Eskapaden versucht!)

Falls also wirklich Narbenzug vorläge, würde der auch in Narkose nicht verschwinden und es folglich sehr wohl zu Verletzungen kommen. (Das hatte auch Herr Dr. Lind bestätigt, offenbar der einzige Arzt auf weiter Flur, der trotz vieler metaphorischer Bäume noch imstande war, den Wald zu sehen.)

Bei ihnen sei noch nie sowas passiert, pochte Dr. Hempel. Ob sie mir das schriftlich garantieren könne, fragte ich. Nein, Garantien gäbe es keine, es könne immer mal was passieren.

Ob ihr bewusst war, wie dämlich sich dieser Wortwechsel anhörte?

Es kam noch doller:

Zunächst sollten dann erst einmal ein Colon-Transit-Test und eine Röntgenaufnahme des gesamten Darms mit Kontrastmittel gemacht werden. Letztgenanntes mochte ja interessant sein, wenn es auch bzgl. des Anus‘ eher wenig weiterhelfen würde, aber einen „Kügelchen-Test“ hatte ich doch bereits in Bischofshausen absolviert, und außerdem sei der doch unter Movicol® und Irrigieren nicht aussagekräftig. Hier, ich hatte sogar die Befunde vom Hirten-Krankenhaus dabei!

Ich redete gegen eine Wand.

Sie bestand auf einem Colon-Transit-Test, den ich sogar mit nach Hause nehmen durfte, und da er außer einer erneuten Röntgenbelastung und Raubbau an Krankenkassen-Geldern kein Risiko beinhaltete, spielte ich das Spiel mit, um mir bei der Ärztin nicht alle Chancen zu verbauen.

Das Resultat ergab exakt dasselbe wie in Bischofshausen: Der Test sei aus o.g. Gründen nicht wirklich auswertbar gewesen.

Kein weiterer Kommentar meinerseits an dieser Stelle; ich verweise auf Mozart KV 233 …

Die Darm-Aufnahme war für einen Tag fast exakt vier Wochen nach Zwickau angesetzt. Ich hatte vorab erklärt, dass doch zu jenem Zeitpunkt die Botox-Wirkung am stärksten sei, und ob das denn so günstig wäre, von wegen Kontrastmittel-Einlauf etc. …

Aber meine Bedenken wurden mit einer Handbewegung, wie wenn man eine lästige Fliege verscheucht, beiseite gewischt. Ich bekam einen Fasten-Diätplan für die letzten drei Tage vor der Untersuchung sowie ein handliches Fläschchen konzentrierte Abführ-Brühe, die ich am Vortag trinken sollte, dazu noch vier Tabletten …

Pah, das wirkt bei mir sowieso nicht, dachte ich großmäulig, und ging am nächsten Morgen nichts Übles ahnend los, um eine ehemalige Nachbarin zu besuchen.

Im Zug spürte ich erschrocken, wie plötzlich nicht nur ein kleiner Irrigator-Nachschlag meinen Inkontinenz-Slip befeuchtete, sondern ein ganzer Schwall warmes Etwas an Bauch und Hintern hochkletterte. Beim Ausstieg am X-Städter Bahnhof erwartete ich jeden Moment, dass mir die Scheiße die Beine hinunterlaufen würde, trippelte ultravorsichtig zur öffentlichen Toilette, entsorgte das Einweg-Höschen, das komplett voll, aber so gerade noch nicht übergelaufen war, wusch mich so gut es ging und schlich, die Jeans auf der nackten Haut, langsam den Berg zu meinem alten Wohnhaus hinauf, misstrauisch in mich hinein horchend, ob das auch wirklich „alles“ gewesen war.

Praktischerweise war der deutlich ältere Ehemann meiner Nachbarin (und Freundin!) teilweise inkontinent, so dass ich mir einen seiner Einweg-Pants „ausborgen“ konnte, noch dazu eine Luxus-Ausführung in Apotheken-Qualität …

Welch eine Wohltat!

Auf dem Rückweg am späten Nachmittag, gnädigerweise nicht im Zug, sondern erst beim Aussteigen, kam der nächste Schwall.

Entsetzt registrierte ich, dass dieses Mal auch die Hosenbeine durchweichten und es zu müffeln begann. Na toll, Macrogol am ganzen Körper! Den Hosenbund mit der Hand noch enger straffend, tapste ich x-beinig die sich in die Länge ziehende Strecke bis zu meinem fahrenden Häuschen.

Dort breitete ich erstmal ein großes altes Handtuch auf dem Fußboden aus, über dem ich mir die versifften Klamotten mit einer Verbandsschere vom Leib schnitt, damit nicht noch mehr verschmierte. Wie lange es dauerte, bis ich mich mit Baby-Feuchttüchern und mit lauwarm erhitztem Wasser benetzten Läppchen porentief gereinigt hatte, hätte ich hinterher nicht mehr zu sagen vermocht.

[Für den Intimbereich ist übrigens grundsätzlich nur Wasser zu empfehlen, um nicht zusätzlich etwas zu reizen.]

Erschöpft schlief ich eine Runde. Am Abend war Bürgerversammlung, die ich unbedingt besuchen wollte, weil es um lokalpolitische Fragen ging, die von Relevanz für die Gegend sein mochten, in der sich meine Sommer-Residenz befand. Es war lausig kalt, doch Mitte Oktober konnte ich ohne externen Strom weder Heizung noch Licht einschalten, weil die Solarplatte kaum noch Energie lieferte und die Batterien nicht viel Kapazität besaßen.

Ein paar Mal hatte ich noch in den Kübel entleert; nun schien Ruhe zu herrschen. Irgendwann muss so ein Mensch ja auch mal leer sein! Überhaupt, <u>solche</u> Zustände hätte es bei mir ohne Botox nie gegeben; das waren jetzt ganz neue Erfahrungen: Abführbrühe, die wirkte!

Ich packte fünf Ersatz-Slips samt einer ganzen Packung Reinigungstücher ein, zog mich dick an und marschierte in Richtung Versammlungsort. Ich kam keine 300 Meter weit, da musste ich mich plötzlich auf einen Laternenpfahl stützen, wollte noch reflexartig die Backen in die Hände nehmen und zusammenschieben, da wurde es auch schon warm …

Minutiös war zu spüren, wie die Scheiße zunächst die Inkontinenz-Pants hochkroch und dann überlief, von innen durch die Unterzieh-Leggings bis in die Socken hineinfloss und dann auch horizontal meine graue Hose durchweichte.

Oh – kay … das war's dann mit dem Bürgertreff …!

Ich drehte mich vorsichtig um, schlurfte mit hochgezogenen Schultern und X-Beinen zurück und wiederholte die Prozedur vom Nachmittag. (Dabei achtete ich darauf, nach dem ersten Waschen bewusst zu pinkeln, um evtl. „vorne" drinnen verbliebene Koli & Co. - Reste herauszuspülen.)

Wie sollte ich die lange Anfahrt morgen früh mit drei Zügen und zwei Bussen bewältigen, wenn das so weiter ging?! Was hatten die sich in der Top-Klinik eigentlich dabei gedacht, solch eine Sache ambulant durchzuführen? Aber wegen des albernen Kügelchen-Tests hatte ich sechs Extratage stationär in Bischofshausen bleiben müssen!

Verkehrte Welt!

Die Sache mit dem Kontrastmittel fiel mir wieder ein, und so schlecht es mir auch ging, dachte ich schadenfroh: Na wartet … „Die Rache ist ein Gericht, das am besten kalt serviert wird!" (Marc Okrand, Klingonensprüche).

Immerhin hatte die Scheißerei am nächsten Morgen endgültig aufgehört. Dafür war mir sterbenselend vor Brüll-Kopfschmerzen und Nahrungsentzug, ich wagte es auch nicht, eine Tablette zu nehmen, weil ich nicht wusste, ob sie das Untersuchungsergebnis verfälschen würde.

Es war noch dunkel und klirrend kalt, als ich mich auf den Weg machte. Ich zitterte vor Schwäche und fühlte kalten Schweiß unter den Achseln. Eher hangelte ich mich den großen Bauzaun entlang, als dass ich ging … diesen Weg zum Bahnhof, den ich seit Juli 2014 schon viel zu oft tränenüberströmt gelaufen, getorkelt, gestolpert war.

Es hingen Transparente herum, die mit einschlägigen

Parolen zeigten, wie heiß es wohl gestern Abend auf der Bürgerversammlung hergegangen war. Wenigstens den Platz könnten sie mir noch lassen …

Als ich nach einer halben Ewigkeit in der Top-Klinik ankam, war mir so übel, dass ich denen vor die Rezeption gekotzt hätte, wenn ich bloß noch irgendwas im Magen gehabt hätte. Ich konnte den Kopf nicht mehr hoch halten, so schwindelig war mir. Die beiden Säcke mit vollgeschissenen Klamotten warf ich in die Mülltonnen vor dem Gebäude-Komplex, da, wo sie auch hingehörten!

Der junge Röntgenarzt war nett. Schade, dass meine Revanche nun ihn und nicht die Hempel treffen würde … Seine Assistentin reichte mir ein Krankenhaushemd; alles andere musste ich ausziehen.

Dann sollte ich mir einen Tampon reinstecken … Nach hoffnungslosen Versuchen rief ich die Dame und erklärte, mein Anus sei zu eng. „Ei nee, vorne sollte der rein!“ Sie gab mir ein frisches Exemplar. Ich zog mich erbärmlich frierend ins Bad zurück, bekam ihn aber auch nicht vorne herein geschoben; die Watte kratzte voll ekelig.

„Ei, dann machen wir‘s ohne … “

Da tauchte schon das nächste Problem auf: Das kalkweiße Kontrastmittel sollte durch einen Schlauch in meinen Anus eingeleitet werden, aber die abgerundete Spitze war viel zu breit für mein Schrumpfloch.

„Ei, dann versuchen wir‘s mit einem Blasenkatheter!“

Dieser ging zwar tatsächlich, ohne weitere Flurschäden zu verursachen, rein, aber die Füllung mit dem seigen Zeug gestaltete sich langsam und schwierig.

Weil es so lange dauerte, ließen die beiden mich allein, bäuchlings auf der Röntgenliege, derweil ich schon bemerkte, wie etwas feucht und kalt zwischen meine Beine lief. Hähähä!

Wäre mir der Schädel nicht so am Bersten gewesen, hätte ich die Vorfreude auf das Kommende fast genießen können.

Als der Arzt zurückkam, war lt. Bildschirm nur ein Stück des Enddarmes mit dem Kontrastmittel, welches frisch aus einem Betonmischer entsprungen zu sein schien, gefüllt; der Rest war über die edle Röntgenliege auf den Fußboden gelaufen. Ei, ei, ei!

Ich mimte das Unschuldslamm in Person:

„Äh, hatte die Frau Dr. Hempel Sie etwa nicht informiert, dass ich Botulinum-Toxin in allen Schließmuskeln habe…?"

Schließlich hatte ich sie wirklich wiederholt darauf hingewiesen gehabt, aber in der Top-Klinik wusste offenbar die eine Hand nicht, was die andere tat.

Der Röntgenarzt entschied, dass wir heute nur ein Defäkogramm machen würden (zu deutsch: „Foto während des Abkackens"). Dazu war eine verhältnismäßig kleine Menge Kontrastmittel nötig, die wir bald erreicht hatten.

Was dann geschah, muss man einfach einmal erlebt haben: Ich wurde mitsamt der Liege in die Senkrechte gefahren, stand dann in einer Art Gestell vor einem Röntgengerät, bekam eine Trockentoilette (von der Firma „Cactus", die mir vom Schiffs- und Campingzubehör wohlbekannt war) in die Kniekehlen geknallt und sollte auf Kommando den Kontrast-Glibber dort hinein entleeren, derweilen die Kamera zusah.

Ich erklärte, ey, so geht das bei mir nicht: Um solch eine kleine Menge „Füllung" herauszulassen, müsse ich trotz Inkontinenz in die Hocke gehen dürfen, oder wenigstens eine Fußbank unterstellen. Letztere bekam ich in Form eines Mülleimers, den man mir hastig brachte, weil die Aufnahme bereits lief.

Was für eine Sch… Strahlenbelastung war das denn eigentlich nun schon wieder? Ich quetschte ein Stück Beton heraus; der Doktor meinte, okay, das reiche aus!

Japs! Ein Segen: Ich durfte nebenan duschen, bekam sogar frische Handtücher und verprasste reichlich warmes Wasser.

Auf der Zug-Toilette und später in meinem Wagen kackte ich weißes Tomatenmark. Erst da fiel mir auf, die in der Top-Klinik waren ja drollig: Hätten sie mir, wie geplant, den gesamten Dickdarm mit dem Kontrast-Zeug vollgepumpt, wäre das höchstwahrscheinlich unkontrolliert noch vor Ort oder im Bus im wahrsten Sinne des Wortes in die Hose gegangen!

Meine Lieblings-Omi hätte dazu gesagt: „Die denken für keine zwei Pfennige mit!" Kaum durfte ich wieder etwas salzige Flachkräcker und eine mit Cola heruntergespülte Kopfwehtablette zu mir nehmen, ging es mir wieder besser.

Im Nachhinein hatte sich wenigstens diese Quälerei gelohnt, denn der Befund, den ich erst Wochen später erhielt, bewies eindeutig, mit aufwändigstem bildgebenden Verfahren abgesichert, dass mein geschundener Analkanal voller Narben, ja definitiv narbig verengt war, und zwar auf einen Durchmesser von zwei bis drei Millimeter während der Defäkation!

Es dauerte eine Weile, bis mir richtig bewusst wurde, was das bedeutete: Es war endgültig vorbei mit den Psycho-Waffel-Unterstellungen gewisser Ärzte – und weil Narbenzug den Grund für diese Analstenose (d.h. Verengung, fast Verschluss) darstellte, waren sämtliche Dehn- und Botox-Versuche von Anfang an zum Scheitern verurteilt gewesen!

Ein Wink mit dem Greifvogel

„Mögest du gut sterben."
(Marc Okrand, „Die Ehre der Klingonen")

Es ging auf Ende Oktober zu, was tun?

Nachdem sich immer deutlicher abzeichnete, dass auch das Puborectalis-Botox zu keinem entscheidenden Durchbruch führte, gab es nichts mehr, worauf ich hinarbeiten konnte, keine Tages-Doppeleinheiten „noch-soundsoviel-mal-abführen" mehr abzuzählen.

Inzwischen kam ich auf ca. 400 Euro Mehrkosten im Monat für Salben & Co., Inkontinenz-Artikel und Botox inkl. Fahrtkosten; alternative Therapien wie Heilpraktiker-Gespräche und Osteopathie nicht eingerechnet. Das war mehr, als ich zum Leben hatte.

Ich lag auf dem Fußboden; der Anschluss zum Wasserbehälter des Irrigators war undicht, aber ich wollte nicht schon wieder einen neuen kaufen. Tropf, tropf, tropf, plätscherte es auf meine Füße. Wenn ich wenigstens Socken anziehen könnte! Es war so kalt, aber was hätte es genützt, wenn hinterher alles nass und versifft wäre? Ich hatte Frau Dr. Hempel angefleht, doch bitte endlich etwas zu unternehmen, weil ich sonst im kommenden Winter nur die Wahl hätte, entweder zu erfrieren, zu verhungern oder die Inkontinenz-Artikel wegzulassen.

Im letztgenannten Falle wäre mein Wagen bis in die Unterböden hinein binnen einer Woche komplett versaut, oder ich müsse eben bei Frost in den Wald gehen, den Irrigator an einen Baum hängen und mich nackt ins Moos legen, auf dass die Dreckbrühe dort bliebe.

Die Ärztin berührte das nicht: Den eigentlich so erlösenden Defäkogramm-Befund vor der Nase, meinte sie nur, ich könne die Narben ja mit Vaseline einschmieren. War es nötig, für einen <u>solchen</u> Rat, der von meiner Oma hätte stammen können, diesen weiten Weg zurückzulegen, um die Chefärztin einer Spezialabteilung eines gigantischen Klinik-Komplexes zu konsultieren? Das „Ekzem" sollte ich mit Zinkpuder betupfen, als ob das etwas hülfe! Meine Recherchen bzgl. Macrogol interessierten sie nicht. Auf einer Proktoskopie mit eventueller Fissurektomie in Vollnarkose bestand sie immer noch.

Ich hatte kein Vertrauen mehr: Nachher wachte ich auf, mit schlimmer denn je verbretzeltem Anus, würde mit barbarischen Schmerzen nach Hause geschickt, weil, „da wäre ja nichts"!

Gott sei Dank hörte ich auch dieses Mal auf den inneren Gefahrensinn und setzte mich durch: Mit Tränen in den Augen, aber aufrecht verließ ich die Top-Klinik, hatte sogar noch die groteske Geistesgegenwart, mir ein paar Flaschen Sprudel am kostenlosen Zapfhahn in der Eingangshalle abzufüllen = wieder 'n Euro gespart.

[Ich geierte auch überall nach weggeworfenen Pfandflaschen und -dosen, doch die Sammler-Konkurrenz war inzwischen zu groß geworden.

Manche Ärzte haben sich wohl so weit vom gemeinen Volk entfernt, dass sie sich gar nicht mehr vorstellen können, unter welchen Verhältnissen manche Menschen sich durchschlagen müssen. Ich hatte immer mein gutes Auskommen gehabt, mit Sicherheitsreserven gewirtschaftet, nie Schulden gemacht, doch 400 Euro im Monat extra abzuzweigen, das war unmöglich, zumal überhaupt kein Ende in Sicht war. Man denkt immer, man sei ja krankenversichert, da könne sowas nicht passieren, und ahnt nicht, dass es Fälle gibt, die durch alle Raster fallen.

Alles Geld der Welt hätte ich gegeben, um wieder heil zu werden; jetzt aber zehrte ich mich auch materiell auf, nur um eine Agonie aufrecht zu erhalten.]

Ich fühlte mich unten wie zugenäht. Der winzigste Hasenküttel (Fachbegriff: Skybala) oder butterweiche „Tomatenmark"-Strang konnte alles kaputt sprengen, und wenn ich so die Macrogol-verätzte Haut <u>außen</u> herum betrachtete, mochte ich mir nicht weiter ausmalen, wie es um die zarten Schleimhäute innen bestellt war. Den Empfindungen nach löste ich mich langsam von den Eingeweiden her auf.

In der stressbedingten Unkonzentriertheit passierten mir immer wieder Fehler im Alltag, die ich mir eigentlich nicht hätte erlauben dürfen. Einmal rannte ich im Kurgebiet nach dem Bus, stolperte über eine unter dem Herbstlaub verborgene Betonkarte und schlug der Länge nach hin, natürlich auf mein „Lieblingsknie“ und die Schreibhand. Beim darauffolgenden Einsteigen in den Bus blieb ich irgendwo mit dem linken Mittelfinger hängen, wodurch er so schmerzhaft überstreckt wurde, dass mir übel wurde, doch all das ging in dem Anus-Inferno unter.

Immer wieder kreisten meine Gedanken darum, wie ich diesen Körper verlassen könnte, ohne dass es vor Gott als Suizid gewertet würde – was natürlich absurd war, denn Gott lässt sich nicht täuschen oder platt austricksen! Wie sollte die winzige Kerzenflamme meines Verstandes sich mit der Sonne messen?

Ich wusste, alles hatte seinen Sinn, aber ich war im Begriff, an meiner Aufgabe zu versagen.

Und was, wenn ich wirklich nichts mehr tun würde? Warten, bis ich an eingehaltenem Stuhl zugrunde gehen würde?

[Ohne Abführmaßnahmen würde sich zunächst ein dicker Kloß bilden, und ob der es noch schaffen würde, sich gewaltsam einen Weg durch das 3-mm-Tomatenmark-Loch hinaus zu bahnen, war fraglich. Die zu erwartenden Krämpfe wären barbarisch. Ich erinnerte mich nur zu gut daran, wie ich nach dem Aufenthalt in Bischofshausen kurz in Waldstadt übernachtet und die sich trotz aller Vorsichtsmaßnahmen angesammelte „Krankenhaus-Verstopfung“ (eigentlich nur eine minimale relative Eindickung) mit Hilfe von drei Tuben Microlax® über einen Zeitraum von zwei Stunden herausgequält hatte: Mein schwerhöriger Vater hatte mich noch durch drei dicke Zimmerwände hindurch jaulen gehört …]

Oder bewusst zulassen, dass alles aufplatzte, nichts mehr pflegen, bis einen ein Abszess oder eine Fistel mit Sepsis dahinraffte?

So etwas würde doch als natürliche Todesursache gelten, oder?

Die Sache hatte nur einen Haken: So etwas zieht keiner freiwillig durch! Wie einer der Kurzberichte eines Fissur-Betroffenen im Internet übertitelt gewesen war: „Selbstmord wäre einfacher!“

Immer wieder fuhr ich mit dem Motorrad Vollgas auf der Autobahn, Slalom um die Lastwagen herum, fast bis Karlsruhe und zurück. Anscheinend konnte ich inzwischen so gut fahren, dass nichts passierte; außerdem hätte es mir um die geliebte Maschine leidgetan. Eines Sonntags raste ich los, fuhr wie einer, der nichts mehr zu verlieren hat, sprach zu Gott, dass jetzt eine besonders gute Gelegenheit sei, mich zu holen, er müsse mir nur irgendeine Kleinigkeit in den Weg schicken …

Und ER tat es: Auf abschüssiger, von Wäldchen umsäumter Autobahn schoss auf einmal einer jener großen, braunen Greifvögel – die größten, die es in unserer Region gibt – aus dem Schatten eines Baumes hervor und kreuzte den Fahrstreifen keinen halben Meter vor meinem Helm. So nah auf Augenhöhe war ich nie zuvor mit einem lebendigen Habicht, Bussard, Falken oder was auch immer gewesen. Jede Feder konnte ich messerscharf erkennen, den starken Schnabel, die imposanten Flügel …

Alles bewegte sich wie in Zeitlupe. Ich schrie auf, bevor mir bewusst wurde war, was eigentlich geschah, bevor ich hätte bremsen können, was bei dem Tempo auf einer älteren Honda CBR ohne ABS auch nicht empfehlenswert gewesen wäre.

Im nächsten Moment war die Situation vorbei. Ich schrie zwar weiter in meinen Helm hinein, hielt aber gerade deshalb die Maschine stabil. Vor mir tauchte eine

Ausfahrt auf; kurzentschlossen setzte ich den Blinker und fuhr von der Autobahn ab.

Noch in der Kurve kollidierte ich beinahe mit einem weiteren solchen Greifvogel, der gerade von einem Stück Aas aufflatterte. Ich hatte immer noch ein atypisch hohes Tempo drauf und wich ihm aus, mich nunmehr schüttelnd und schluchzend, gleichzeitig disziplinierend, damit ich sicher weiterfahren konnte.

Plötzlich registrierte ich, dass der kleine Ort, in dem meine ältesten X-Städter Freunde, Anni und Gerhard, wohnten, in der Nähe lag. Ohne nachzudenken schlug ich diese Richtung ein, und wie es wohl vom Schicksal her sein sollte, waren die beiden zu Hause!

Dass etwas Schlimmes los war, sahen sie mir gleich an, als ich den Helm abnahm. Sie baten mich sofort herein, und wir hatten ein langes, gutes Gespräch. Bis dato hatte ich den meisten Freunden noch nicht gar zu ausführlich von der Art und Intensität meiner Lage erzählt, wollte auch keinem mit diesem unappetitlichen Thema zur Last fallen.

Gerhard kenne ich seit 1987 vom Naturschutzverein / Vogelschutzbund; Anni, die Psychologin ist, fast ebenso lange. Wir teilen mehrere gravierende Erinnerungen und Aktionen; und wenn ich jemandem vertrauen konnte, dann diesen beiden.

Anni brauchte nicht lange, um klar festzustellen, dass es so überhaupt nicht mehr weiterginge, und wenn alle anderen Optionen ausgereizt waren, müsste eben der Darmausgang verlegt werden. Ich stünde dem ja durchaus positiv gegenüber, also bräuchten wir nur noch einen geeigneten Arzt zu finden. Sie sei auch gerne bereit, mich dorthin zu begleiten, egal wo in Deutschland das auch sei, sie würde auch mit dem Arzt sprechen …

Diesmal vor Erleichterung weinend, fiel ich ihr in die Arme! Mit ihr als Begleitperson würde man es nicht wagen, mich herunterzuputzen oder abzukanzeln, als hätte ich nicht alle Tassen im Schrank.

Sollten wir zuerst Dr. Lind besuchen, der ja auf meiner Seite, aber halt kein Viszeral-Chirurg (d.h. einer, der im Bauchraum operiert) war? Oder nochmal zur Top-Klinik fahren, von der Anni allerdings aus eigener Erfahrung heraus auch nicht gerade begeistert war?

[Der eine Arzt von Bischofshausen, dem ich bereits im April einen SOS-Brief geschickt hatte, kam nicht in Frage:

Als eine Antwort ausgeblieben war, hatte ich dem Priester des Hirten-Krankenhauses geschrieben, und der hatte fast postwendend geantwortet: Er hätte den Herrn Doktor kontaktiert; dieser beantworte keine Fragen ambulant, dazu müsse ich mich stationär einweisen lassen … Fragt sich nur, wieso er mir das nicht mal selber kurz, evtl. über seine Sekretärin, mitteilen konnte, sondern dass Hochwürden sich darum kümmern musste?!]

Plötzlich sah ich vor meinem inneren Auge einen roten Turm, der über Laub- und Nadelwaldhügel ragte. Jenen Turm, der den düstersten Winter meines Lebens beleuchtet hatte: Marsberg!

Im Januar war ich zwar in leicht angesäuerter Stimmung dort abgereist, war auch keineswegs sicher, ob man mich in gar zu positiver Erinnerung behalten hatte, war aber überzeugt: Dr. Bucher konnte ganz toll operieren, und schließlich hatte er selbst vor fast einem Jahr von einem Anus Praeter als letzter Option gesprochen.

Da Marsberg hin und zurück eine Tagesreise bedeutete, dankte ich Anni. Sie hatte mir so viel Mut gegeben, dass ich es zunächst alleine versuchen wollte. Einen Gesprächstermin bekam ich recht zeitnah. Bei der Ankunft fragte ich die Sekretärin, ob man mich in der Zwischenzeit vermisst hätte?

Äh, eher nicht …

Als Dr. Bucher herein kam, sagte ich bewusst salopp, er freue sich sicher, mich zu sehen?

Äh, nee …

Dann nahm ich allen Mut zusammen, berichtete kurz von den Botox-Experimenten, zeigte ihm den Macrogol-Hintern, erklärte, wie es war, dass ich mehrmals versucht hätte, mich auf der Autobahn kaputtzufahren, weil mein Glaube mir eigentlich Suizid verbiete, und dass ich auf seine Worte am Abend vor der Fahrt zum Hirten-Krankenhaus zurückkommen wollte … betreffs der „letzten Option" … kurz gesagt, der Anus Praeter …

Entgegen meiner Sorge, dass jetzt das große Argumentieren und Infragestellen losginge, erkannte Dr. Bucher die Lage und meine Verfassung sehr schnell.

Das später nachgereichte Defäkogramm ersparte mir weitere quälende Untersuchungen. Wer wünschte sich denn auch freiwillig eine Stoma-Anlage? Hypochonder und Simulanten wählen normalerweise andere Krankheitsbilder …

Dr. Bucher gab mir einen Info- und OP-Einwilligungs-Bogen, erklärte, es gebe verschiedene OP-Formen, ich solle mir das gründlich durchlesen und dann einen Termin vereinbaren.

Wie um Mut heischend fragte ich, nun doch mit einem mulmigen Gefühl im Bauch: „ … Und das riecht wirklich nicht?!"

Nein, das rieche nicht.

Als ich im Zug gen Heimat das große Faltblatt las, fiel mir eine bis dato unbekannte Information ins Auge: Nach einer OP dürfe man die ersten Wochen zunächst fast gar nichts heben, und danach nur fünf bis zehn Kilo! Das war richtig übel: Das angegebene Gewicht war bei meinem Lebensstil fast nichts, dachte ich, war ich doch immer so stolz darauf gewesen, dass ich heben konnte wie ein Kerl! Ebenso stand die Frage im Raum, ob meine Haut die Belastung durch die Klebeplatten wirklich längerfristig aushielte, denn ich wollte keineswegs einen entzündeten Arsch gegen eine eiternde Bauchwunde eintauschen.

Die Stoma-Produkte der Firma ConvaTec schienen jedoch wie für mich geschaffen zu sein, also konnte ich es wagen. Außerdem: Welche Alternative hätte ich denn, außer einem Sarg, sofern ich nicht vorher in der Klapsmühle landete?

Merkwürdig gemischt waren die Reaktionen in meinem Umfeld, wenn ich von meinem Vorhaben berichtete: Es schienen viele Vorurteile und Schreckens-Vorstellungen aus alten Zeiten zu existieren, als es noch nicht so gute Produkte wie heute gab. Eine Freundin fragte am Telefon, ob ich mir das auch gut überlegt habe, denn mit so 'nem „künstlichen Darmausgang" sei doch keiner wirklich glücklich. Auf nähere Anfrage meinte sie: „…weil das doch immer da so wund wäre … und dann noch die Geruchsbelästigung … "!

Was mich wirklich ins Grübeln brachte, war, dass auch die DRK-Mitarbeiterinnen von der Thrombozythenspende-Abteilung, die schließlich ausgebildete, erfahrene Krankenschwestern und -pfleger waren, ähnliche Bedenken anmeldeten. Eine, die mal auf einer Krebsstation gearbeitet hatte, erzählte regelrechte Horrorgeschichten.

Glupp, ich hoffte nur, dass sie schon längere Zeit nicht mehr mit besagter Materie zu tun gehabt hatte, denn eigentlich hieß es doch, dass die heutigen Stoma-Versorgungen alle viel besser als früher seien?

Mutter, die ihrerseits entsprechend durch ihr dörfliches Umfeld indoktriniert war, zeigte auch nicht gerade die allergrößte Begeisterung. Ganz anders verliefen die Gespräche in der ILCO-Gruppe X-Stadt, eine Selbsthilfegruppe für Uro-, Ileo- und Kolostoma- (d.h. für Urin-, Dünn- und Dickdarm-Bauchafter-)Patienten, die ich Ende Oktober besuchte. An jenem Tag waren nur vier ältere, kräftige, freundliche Herren zu dem Treffen gekommen; allesamt machten sie mir Mut, die OP zu wagen. Ein mir ganz besonders sympathischer Humor war ihnen zu eigen, auch im Umgang mit ihrer „baulichen Veränderung", und ich durfte sogar bei zweien von ihnen den Beutel angucken und anfassen.

[Soweit ich erinnere, hatten alle ihren natürlichen Ausgang durch Krebs verloren. Andere Gründe für eine Darmverlegung wären z.B. schwere Stuhlinkontinenz und diverse entzündliche chronische Darmerkrankungen, bei denen die bedauernswerten Patienten ansonsten -zigmal am Tag auf die Toilette rennen müssen und starke Bauchschmerzen haben.

Ein durch Fremdeinwirkung zerfetzter, geschrumpfter Analkanal stellt eine sehr seltene Indikation dar. Ich wüsste gerne, wie viele solche Betroffene es gibt.]

Als ich in der ILCO-Vereinszeitschrift ein paar Stoma-Artikel-Annoncen, insbesondere die mit der Unterwäsche sah, gruselte es mich doch wieder ein bisschen, weil das alles so nach beige bis weißem „Sanitätshaus“ aussah und damit an Alter und Krankheit erinnerte.

Den vier Herren jedenfalls war ich sehr dankbar für ihre moralische Unterstützung, denn:

Ich wollte leben, wieder ganz neu und intensiver denn je!

Ich bedankte mich geistig bei den Greifvögeln, dass sie mir noch eine Chance gegeben hatten.

Ein Gordischer Knoten wird zerschlagen

„Es gibt immer eine Chance."
(Marc Okrand, „Die Ehre der Klingonen – Das offizielle Handbuch der Krieger")

Ende November war es soweit:
Mein Wagen parkte bei meinen Eltern in der Einfahrt, das Motorrad im Winterlager beim tüchtigen Uwe, der selber mehrere Maschinen besaß, richtige Rennen damit fuhr und wusste, was einem Fahrer sein Schätzchen bedeutete. Im Frühling wollte ich wieder fit genug zum Fahren sein …
Ich zählte die Irrigations-Vorgänge bis zur OP, 9, 8, 7, 6 …
Mutter kam mit zum Vorgespräch bei Dr. Bucher, der im letzten Moment die Sache beinahe doch noch abgeblasen hätte, weil er wohl seine Pappenheimer kannte und mir zutraute, ich würde immer alles „gucken" wollen, evtl. sogar an der frischen OP-Wunde herumpopeln etc.

[Wie kam er bloß darauf? Es hatte ihm niemand erzählt, dass ich schon in Eigenregie Keratosen, Fibrome und Fußnägel operiert sowie Zahnkronen und -Schienen abpoliert hatte. Schließlich bin ich gelernter Feinoptiker, und ich mache sowas definitiv nur dann, wenn der Arzt mir nach mehrmaliger Bitte oder bezahlter Anwendung nicht gescheit hilft!]

Meine Mutter bürgte dafür, dass ich keinen Ärger machen würde, was mich einerseits total rührte, andererseits moralisch selbstverpflichtete, diesem Vorschuss-Vertrauen um jeden Preis gerecht zu werden!

Der stationäre Aufenthalt begann am Tag vor der geplanten OP. Typischerweise hatten wir auf dem Hinweg kurz hinter Donstein eine Autopanne und kamen zu spät …
Ich ließ die üblichen Prozeduren über mich ergehen,

nahm das mir zugewiesene Bett samt Spind in Beschlag (aus dem ich nachts nicht flüchten würde …), trank Abführbrühe, denn der Darm musste komplett leer und sauber sein. Wenn alles gut ging, würde ich nie wieder den Irrigator setzen müssen.

Dr. Bucher hatte erklärt, die Darmverlegung würde wohl doch permanent sein, denn eine Rückverlegung sei zwar immer möglich, mache aber nur Sinn, wenn inzwischen der natürliche Anus wieder in Ordnung sei – was bei dem Befund wohl kaum zu bewerkstelligen war.

[Nicht, dass es mir im Moment noch darauf angekommen wäre, nur komisch, dass die moderne Medizin komplizierte Gehirnoperationen und Geschlechtsumwandlungen in beide Richtungen vornehmen kann, sogar derart, dass ein jeweiliger neuer Partner nichts bemerken würde – aber einen simplen Anus reparieren, das können sie nicht! Weil, er ist eben nicht so einfach gestrickt, wie man als Laie vielleicht denkt. Das Risiko, nach einer Rückverlegung entweder an denselben Problemen wie zuvor oder aber an Stuhlinkontinenz zu leiden, wäre sehr hoch.]

Im Bad betrachtete ich im Spiegel ein fast schon lächerliches Bild, wenn es nicht so traurig gewesen wäre:

Unten eine Hängewampe, die aber nicht aus Fett, sondern überlastetem Darm unter einer schlappen Bauchdecke bestand (obwohl ich im Hinblick auf die OP extra Bauchmuskeltraining betrieben hatte). Darüber zeichneten sich die Rippen wie bei einem Hungerkind ab, während die Oberarme durchaus noch etwas von ihrer alten Kraft erkennen ließen.

Ohne meine Bodybuilder-Präparate wäre ich bestimmt längst verhungert …

Ich hatte keine Angst, denn es gab nichts mehr zu verlieren. Wie üblich lehnte ich „beruhigende“ Medikation ab. Die Narkose kam, dann nichts mehr.

Ich erwachte mit barbarischen Schmerzen im Unterbauch, brüllend und Kotz-Bewegungen machend, die natürlich in diesem Zustand Gift waren.

Irgendetwas mussten sie mir gegeben haben, denn als ich auf der Intensivstation wieder aufwachte, war mir nicht mehr so extrem übel, wenn auch alles andere als wohl. Merkwürdig, damals nach der Vollnarkose bei der Knochenmark-Entnahme war mir überhaupt nicht schlecht gewesen.

Ich lag auf dem Rücken, hatte einen Blasenkatheter gelegt bekommen, um zum Pinkeln nicht aufstehen zu müssen, fühlte mich entsetzlich schwach und seekrank.

Wasser! Ich musste doch meine vier bis fünf Liter trinken …!

Da dämmerte mir, dass ich jetzt vielleicht gar nicht mehr diese extremen Mengen benötigen würde, keinen Irrigator, weder Gepresse noch Hecheln, keine Proktoskopien mehr …

Ich konnte es mir nicht vorstellen!

Auf dem EKG-Monitor zuckten abnorme Kurven; ca. jeder siebte Herzschlag war, wie auch sehr deutlich zu fühlen, eine Extra-Systole.

[Was hatte man mir verabreicht? Ich hatte doch eine Verfügung hinterlegt, dass ich bestimmte valiumähnliche dämpfende Substanzen nicht vertrug und keine Blutkonserven, schon gar keine Organe erhalten oder geben wollte – nur für den Fall der Fälle. Erst am nächsten Tag hörte ich zufällig ein Gespräch mit, während dem die Intensiv-Schwester erklärte, man habe mir zweimal Diazepam gegeben …

Für was hat man denn eigentlich Verfügungen dabei, wenn sich doch keiner dran hält?!]

Nachdem ich wegen der ständigen Unruhe und des Gestanks auf der Intensivstation – neben mir war ein Herr mit nicht zu stoppendem Durchfall eingeliefert worden – vor Schlafmangel bald irre wurde, kam ich auf das Zweibettzimmer zu einer ruhigen älteren Dame zurück.

Ich brauchte nicht aufstehen – das erste Mal seit anderthalb Jahren brauchte ich nicht mehr an den nächsten

Stuhlgang denken! Es schmerzte zwar alles noch erheblich, obwohl ich an mehreren Infusionen hing (welche ihrerseits wehtaten). Ich konnte mich kaum im Bett aufrichten, um mir meine diversen Kissen zurecht zu stopfen, doch die erste Hürde war geschafft.

Leider gab es immer noch nichts zu essen, bis auf ein winziges Joghurt irgendwann, dann einen Zwieback, den ich laut des Ernährungsplans der russischen Heilerin vermeiden sollte.

Ein Physiotherapeut half, mich kurz aufzusetzen, was zunächst noch ziemlich elend ging. Im Laufe der Tage kamen dann weitere Übungen, Aufstehen, Atemtraining u.ä. dazu, aber immer noch kein gescheites Essen.

Inzwischen wog ich unter 47 Kilo.

Da man mir, ohne dass ich es bewusst registriert hätte, ein „Schnapsglas“ mit flüssigem Abführmittel untergejubelt hatte, kam auch ohne Nahrungszufuhr die erste Ausscheidung in den Beutel, der seit dem Aufwachen aus der Narkose links unterhalb des Bauchnabels auf meinem Bauch klebte: dunkel, dünnflüssig und von einem absolut ekelhaften Gestank. Dies wiederholte sich einige Male, so dass ich schon befürchtete, das käme jetzt immer so.

Es war mir peinlich, dass die Schwestern die Brühe durch einen Zapfhahn in ein Steckbecken entleeren und entsorgen mussten, doch ich hatte strikte Anweisung, da nicht selber dran herumzufummeln.

Scheinbar viel zu nahe neben dem Stoma befand sich der frisch zugeklammerte Bauchschnitt von ca. acht cm Länge, senkrecht direkt neben dem Nabel: Ständig drohte Ausscheidung durch eine Falte in Richtung der Wunde zu sickern.

Herr Dr. Bucher hatte uns erklärt, dass er in diesem Falle, aufgrund meiner nach wie vor merkwürdigen Darm-Verhältnisse, den Eingriff nicht mit Hilfe der sog. Schlüsselloch-Technik, sondern eines klassischen „Aufschnittes“

vornehmen würde, weil man da mehr sähe. Ich hatte sofort zugestimmt, sollte doch der Verdauungs- „Keller" endlich mal ans Tageslicht geholt werden.

[Eine ulkige Vorstellung, wie ich da in Narkose platt auf dem Tisch läge, der Arzt mit Kittel, Mundschutz und Skalpell ähnlich wie mit einem Tranchierbesteck hantierte, dann durch den Schnitt in meinen Bauch hineingriff und den Darm herauszog …]

Was dabei als „Nebenbefund" herauskam, war echt der Hammer:

Dr. Bucher hatte eine angeborene Fehlbildung des sog. Sigma-Abschnittes meines Darms (also das normalerweise S-förmige Stück direkt vor dem Enddarm) entdeckt und herausgeschnitten, auch damit sich unter dem Anus Praeter kein sog. „Syphon" bildete.

Die Fachbezeichnung lautete „Sigma elongatum", d.h. das besagte Teil war entschieden zu lang, dadurch fast „verknotet" bzw. abgeknickt und, wie später der Befund aus der Pathologie zeigte, auch extrem „ausgelatscht" (dilatiert) gewesen – ja, wie wohl auch der Rest meines Darmes!

Das Resultat von über drei Jahrzehnten Vollstopferei mit Ballaststoffen ohne Ende, um allein durch grobe mechanische Gewalt meine Stoffwechsel-Abbauprodukte durch das verhedderte Sigma hindurchzudrücken.

Menschen mit Sigma elongatum haben manchmal nur zwei- bis dreimal Stuhlgang im Monat; genau so wäre es ja auch bei mir gewesen, hätte ich nicht diese Extrem-Diät gelebt gehabt!

Insofern war es ein Wunder, wie relativ gut ich all die Jahre zurechtgekommen war – eben weil ich nicht einen einzigen Tag besagte Disziplin gelockert gehabt hatte.

Dies war des Rätsels Lösung für sämtliche Mysterien meines Bauchraumes, die ständigen mehr oder weniger drückenden Schmerzen, der „Rückstau" offenbar bis hin zum „Ventil“ am Übergang zum Dünndarm, und warum man eher etwas mit von unten hereingepumptem Irrigatorwasser als mit irgendwelchen Mitteln von oben her erreichte, dito durch mechanische Verlagerung/Streckung der Körperposition. Auf Deutsch gesagt: Ich hatte fast fünfzig Jahre meines Lebens einen Bauch voll Scheiße mit mir herumgeschleppt!

Ich fühlte mich erleichtert, seelisch „rehabilitiert“, aber auch ver-arscht, von den Kinder-Pinkelpott-Geschichten bis hin zu den blöden Sprüchen eines Dr. Weißlotos & Co.!

Ich hatte doch stets alle Symptome präzise geschildert, da hätte doch zumindest ein Koloproktologe mal auf den Gedanken kommen können, dass da evtl. doch mehr dahinter stecken könnte – insbesondere dann, wenn man den Patienten noch gar nicht untersucht hat!

Offenbar hatten die unabgeklärten Darmsymptome nur Herrn Dr. Bucher keine Ruhe gelassen, sonst hätte er sich doch nicht damals so viel Zeit für das Gespräch mit meiner Mutter genommen und jetzt vor der OP so vorausschauend mitgedacht!

Ich war noch zu matt von der ganzen Prozedur, um ihm gebührend danken zu können. Jeden Tag kam er zur Verbandskontrolle, obwohl seine Zeit sicher sehr knapp bemessen war, und achtete darauf, dass ja kein Stuhl unter den nahe gelegenen Bauchschnitt-Verband kroch. Diese nüchterne Gewissenhaftigkeit fand meinen Respekt, nach all den Kabbeleien und Diskussionen, die wir früher gehabt und die ihm sicher auf die Nerven gegangen waren.

Umso mehr strengte ich mich an, trotz der für mich sehr herausfordernden Umstände – schließlich lebte ich nicht ohne Grund in einem Wohnmobil! – mich an alle Vereinbarungen zu halten und weder ihn noch Muttern zu enttäuschen.

Geschnarche, Gekaspere und Gerüche

„... Der zügige Kostaufbau wurde von der Patientin gut toleriert ... Der Anus Praeter zeigte sich stets vital“

(Auszug aus dem Entlassungsbericht des Marien-Hospitals, Dezember 2015, der, volkstümlich ausgedrückt, besagt: Die Patientin hat gefressen wie ein Scheunendrescher und geschissen, was das Zeug hielt!)

Was mir den grundsätzlichen Krankenhaus-Aufenthalt, vor dem ich mich so gegrault hatte, kolossal erleichterte, war die Tatsache, dass ich eine ganz besondere Zimmergenossin hatte, mit der es bestens harmonierte – sogar nachts: Die Dame, mit der ich bald per du war, brauchte wie ich keinen Fernseher, war friedlich, konnte nicht aufstehen (weshalb das Bad sozusagen mir gehörte; nicht, dass das jetzt noch eine essentielle Rolle gespielt hätte), und was zunächst am erstaunlichsten war: Ich tolerierte ihre Schnarchgeräusche!

So etwas war mir bisher mit noch keinem anderen Menschen passiert, und ich weiß bis heute nicht, warum es bei Siegrid ging. Sie schnarchte im Verlauf der Nacht (und z.T. auch am Tag) in den unterschiedlichsten Rhythmen und Tonlagen, doch wie auch immer, es machte mir nichts aus.

Klar, dass ich mit Ohropax schlief, nur, wie gesagt, mit Ohropax immer noch besser hörte als mancher normale Mensch. Es war eine eigentümliche Präsenz in Siegrids Aura, erhabener als der äußerlich sichtbare, verkörperte Mensch, der sie auch war, die ich einfach mögen und wertschätzen musste.

Wir konnten stundenlang schweigend auf den Betten liegen, ich in ein wunderbares Buch von Martin Schleske oder mein Strickzeug vertieft. Dann wieder konnten wir intensiv herumschwatzen und -albern, und als es mir wieder etwas besser ging, fragte ich sie Aufgaben aus ihrem

Rätselheft ab – wobei ich baff war, wieviel an Allgemeinbildung sie drauf hatte (ehrlich gesagt, mehr als ich), obwohl man sie mir gegenüber als „leicht-dement“ deklariert hatte.

So kam sie mir eigentlich gar nicht vor – man musste sich nur richtig mit ihr befassen. Mit den Tagen hatte ich zudem stark den Eindruck, dass, wenn sie jemand, und sei es nur subtil, spüren ließ, dass er sie für weniger zurechnungsfähig hielt, sie sich dann extra „doof“ stellte, aber mit einem innerlich grinsenden Schalk, etwa nach dem Motto „wer zuletzt lacht …“.

Jede von uns hatte ihre Schmerzen und teilte dies auch den ihrerseits genervten Schwestern gegenüber bei Bedarf durch entsprechende Lautäußerungen mit. Je nach Stimmung machten wir den Radau aber auch mit Absicht, wenn niemand sonst im Zimmer war, blökten abwechselnd verschiedenartige Mischungen aus Schrei-, Klapsmühlen- und Tiergeräuschen in die Luft, missbrauchten dazu auch die albernen Tröten, die wir von der Atemtherapeutin bekommen hatten, und wenn dann eine Schwester alarmiert ins Zimmer geschossen kam, wussten wir von nichts: Nee, <u>hier</u> wären keine Geräusche, aber vielleicht schaute sie mal nebenan nach dem Rechten?

Nach einer gewissen Zeit war allerdings jedem klar, woher dieses Gequieke und Gequake kam, und wir wurden leicht ausgeschimpft. Wieso eigentlich, hatte man uns nicht eingeschärft, dass wir <u>Atemübungen</u> machen sollten?

Es war weiß Gott nicht alles zum Lachen … Wenige Tage nach der OP schwoll mir der linke Arm, in dem zwei schmerzhafte „Zugänge“ für Infusionen steckten, dick und rot an. Erst die <u>Auszubildende</u> bemerkte, dass die Flüssigkeit schon längere Zeit ins Gewebe anstatt in die Vene geflossen war und jetzt sogar irgendwo heraustropfte.

Wahrscheinlich hatte deshalb auch das Schmerzmittel gar nicht gewirkt, so dass ich wieder mal als die überempfindliche Gaga-Tussie dagestanden hatte.

Der nur noch schwer bewegliche Arm wurde antiseptisch verbunden; ich hing hilflos in meiner Bettfalte und dachte, das darf doch wohl nicht wahr sein, jetzt verlier' ich auch noch meine Hand?!

Nach Tagen klang die Schwellung ab, dafür machten die für meinen „Spitzbauch" ungeeigneten, da viel zu starren, Beutelplatten Probleme. Spätestens, wenn ich mich einmal vorsichtig bückte, bildete sich eine Falte unter der Platte, es roch nach Pups, und war der Klimbim erst einmal untertunnelt, bekam man ihn nicht mehr wirklich dicht.

Da, genau wie die eine Freundin und die Schwestern vom DRK prophezeit hatten!

Außerdem waren das keine hautfreundlichen Klebevorrichtungen von ConvaTec, sondern irgendein 0-8-15-Standardkram, der mir die Haut rund um die frisch operierten Stellen reizte.

Als Dr. Bucher eines Morgens zur Visite kam, rief ich heulend unter meiner Decke hervor: „Das Bett stinkt!"

Man hatte mir zwar erklärt, bei der derzeitigen, widerlichen Stoma-Versorgung handele es sich nur um ein sog. „Post-OP-Set", doch wenn es einem gerade schlecht geht, kann man sich nicht recht vorstellen, dass es jemals wieder besser wird.

Ich muss zugeben, dass ich zu jenem Zeitpunkt reichlich Panik schob, vielleicht nie mehr unter Leute gehen zu können und den Rest meines Lebens irgendwo vor mich hin müffeln zu müssen. (In unserer Familie sind fast alle sehr geruchsempfindlich.)

Ich hangelte nach Dr. Buchers Hand: Er hatte mir versprochen gehabt, dass da nichts riechen würde! Beim Verbandswechsel schielte ich neugierig auf den Bauchschnitt und den knallroten Nippel, der mein neuer Anus sein sollte.

Er ragte locker ½ bis 1 cm über das Haut-Niveau hinaus – das sollte auch so sein, weil man die ganze Angelegenheit dann besser pflegen konnte. Die tiefrote Farbe sei normal, denn so sieht bei jedem Menschen der Darm aus, nur dass beim Verlegen des Ausgangs ein Stück jenes Körperteils, der normalerweise nie ans Tageslicht kommt, herausgezogen, umgestülpt und festgenäht wird.

[Die Bezeichnung „künstlicher Darmausgang", die mit vielen Tabus und Fehlmeinungen behaftet ist, gefällt mir subjektiv gar nicht, denn eigentlich ist da nicht wirklich ein „künstliches" Teil dran, wie etwa bei einem Implantat, sondern es handelt sich um meine ureigene Körpersubstanz, nur etwas „umgelagert".

Das Wort „Stoma", griechisch, bedeutet „Mund". Nun sieht das Ding tatsächlich wie ein mehr oder weniger runder roter Erdbeer-Küssmund aus, andererseits wird in einen Mund Essen hineingestopft, während aus einem Stoma, äh, die vergammelt ausdünstenden Reste dieser Mahlzeiten wieder herauskommen …

„Anus Praeter Naturalis", so die vollständige lateinische Bezeichnung, könnte man übersetzen mit „After, welches am natürlich gegebenen Anus vorbei führt".

Ich persönlich bevorzuge die Formulierung „Bauchanus".]

Seltsam, ich hatte es unterlassen, ganz entgegen meiner neugierigen Art, mir vor der OP im Internet oder sonstwo Fotos von dieser Angelegenheit anzuschauen. Irgendwie hatte ich die Vorstellung gehabt, bei einem Anus Praeter handele es sich um ein Loch im wahrsten Sinne des Wortes, welches nun die Bauchdecke unterbrechen würde. Konkret gesagt: ein beständig offenes Loch, aus dem Tag und Nacht nicht nur alle paar Minuten etwas Stuhlbrei hervorschießen, sondern welches, zumindest in unbedecktem Zustand, permanent faulige Gase ausdünsten würde, weil man ja direkt in den Darm hineinschauen könnte.

Dass dem gar nicht so war, konnte ich inzwischen bereits erkennen: Der rote Nippel zog sich nach jedem

Defäkations-Vorgang wieder zusammen, als habe er tatsächlich eine Art Ringmuskel in sich, wie der ursprüngliche Anus, und hielt danach absolut dicht; faszinierend!

Natürlich, das Teil war total inkontinent, sobald ein Häufchen nachschob und hinausdrängte; dafür waren dann halt die Beutel da, um alles aufzufangen. Ein Bauchanus ist in dieser Hinsicht wesentlich besser zu versorgen und reinzuhalten als ein Popo-After.

Was mich ebenfalls sehr beruhigte: Nach wiederholtem lautstarken Gemotze und der Androhung, ich würde hinunter in die Stadt laufen, um Flachcracker und Eiweißpulver für mich sowie Zigaretten für Siegrid einzukaufen, – ich sollte mich doch bewegen, hatte der Physiotherapeut gesagt – hatte Dr. Bucher mir gut eine Woche nach dem Eingriff ausdrücklich „Wunschkost“ erlaubt.

[Am schönsten war, dass es endlich auch wieder Grün- statt Pfefferminztee gab. Letzterer hatte meinem Magen noch nie gutgetan; außerdem fehlte das Koffein. Trotzdem hatte ich im Hinblick auf Mutters Bürgschaft der Versuchung widerstanden, an den Vorrat von Energy-Drink-Dosen im Schrank zu gehen.]

Von beinahe Nulldiät auf ordentliches Futter mit Vollkorn, Gemüse und Obst umzusteigen, machte meinem Verdauungssystem überhaupt nichts aus; es war schließlich noch ganz andere Orgien gewöhnt. Jetzt zeigte sich: Mein Darm war, diesmal im positiven Sinn, noch ganz der alte, soweit er bis zum Sigma reichte. D.h., er produzierte jetzt wieder überschaubaren, erstaunlich festen Stuhl, dessen hauptsächliche Entleerungszeiten sich mehr und mehr dem früheren Rhythmus anzugleichen schienen.

Praktisch ausgedrückt: Am Morgen bis frühen Vormittag hatte er seine „Stoßzeiten“, während abends (fast) nichts mehr abgeliefert wurde. Während der Nacht, aber auch des für mich so essentiellen Tagesschlaf-Blockes, kamen jegliche Entleerungs-Aktivitäten zum Erliegen.

Sehr interessant, offenbar war das nicht bei allen Betroffenen so, und so schlapp und wundschmerzgeplagt ich auch war, begann ich bereits Strategien für die Zeit nach dem Siechenhaus-Aufenthalt auszuhecken …

Ich musste so schnell wie möglich von diesem scheußlichen Pappkrempel loskommen, der mir die Haut verätzte. Die „Stoma-Therapeutin", die an einem Tag extra angereist kam, behauptete, ConvaTec-Produkte wären nicht gut, sie hätte was viel Besseres (brachte aber keine Muster mit); bei ConvaTec müsse ich draufzahlen etc. … Außerdem setzte sie sich respektlos mit Straßenklamotten auf mein Bett, sich dabei mit dem Ellenbogen aufs Kopfkissen stützend, was ich überhaupt nicht ausstehen kann.

Damit forderte sie meinen alten Kampfgeist heraus: Moment mal, so haben wir nicht gewettet!

Mit Hilfe des Stoma-Beraters der Krankenkasse sowie der Firma ConvaTec, die eine kostenlose Info-Hotline anbot, unter der ich einen sehr netten, aufrichtig-engagiert wirkenden Herrn erreichte, organisierte ich mir per Handy noch vom Krankenbett aus einen neuen Hilfsmitteldienst: Firma Assist, die meine Lieblingsbeutel samt Hautschutzringen u.v.m. vertrieb – und selbstverständlich musste ich nichts extra zuzahlen.

Ich begann, ganz unauffällig die älteren, erfahreneren Krankenschwestern um Informationen auszuhorchen … z.B. ob es schadete, wenn man das Stoma auch mal an die freie Luft ließ? Nicht, dass der etwa austrocknete, war er doch stets von einem hauchdünnen Film aus (nicht riechendem!) Schleim überzogen. Nein, anscheinend war so ein Bauchanus nicht halb oder viertel so empfindlich, wie ich befürchtet hatte.

Früher, als es zwar schon längst diese potentiell lebensrettende OP, aber noch gar keine Beutel gab, da hatten die armen Patienten die Ausscheidungen mit Tüchern auffangen oder sich „pucken" (wickeln) müssen. Zeitweise hatte es ein Ding aus Leder und anderen Materialien zum Umbinden gegeben (eine sog. Pelotte), welches bestimmt nicht so recht geruchsdicht gewesen war, d.h. eine ziemliche Wutzerei, erst recht bei jenen Menschen, die zu dünnflüssigen Ausscheidungen neigten.

Vielleicht waren es solche kollektiven Erinnerungen, die auch heute noch für Horror-Vorstellungen in der Bevölkerung bzgl. des „anderen Ausgangs" sorgten? Übrigens: Das eigentliche Stoma, also der rote, im unbenutzten Zustand geschlossen zusammen geschrumpelt in sich ruhende „Rettungsring", ist völlig schmerzunempfindlich – was man aufgrund der Farbe gar nicht glauben mag. Er besitzt, weil er halt aus Darm besteht, keine Schmerz-, wohl aber Druckrezeptoren. D.h. wenn man ihn antippt, fühlt es sich ähnlich wie eine vom Zahnarzt betäubte Lippe an.

In meinem Alltag bedeutete das dies: Das Gefühl dafür, dass demnächst ein Häufchen oder ein Lüftchen abgeliefert wird, blieb erhalten, aber nichts davon würde mir je wieder wehtun, kneifen, zwacken, krampfen! Mein ursprünglicher Anus gab schon wenige Tage nach der OP keine Schmerzsignale mehr von sich; nur einmal entleerte er mühsam ca. einen Esslöffel voll braunrote Brühe, die noch im Enddarm verblieben war.

[Es gibt verschiedene Anus-Praeter-Anlagen. Meine war eine sog. endständige OP nach Hartmann, bei der ein Rektumstumpf von ca. 10 cm verblieb, gut zugenäht, selbstverständlich. Beabsichtigt man eine baldige Rückverlegung, wird i.d.R. ein „doppelläufiges" Stoma geschaffen, welches zwei Löcher aufweist und schwieriger zu versorgen, aber dafür unkomplizierter wieder in den ursprünglichen Zustand zurückzuversetzen ist.

Bauchafter können an den unterschiedlichsten Darmabschnitten bestehen: Je „höher" (d.h. je weiter vom Enddarm entfernt) die Region, desto dünner i.d.R. der Stuhl, vor allem beim Dünndarm-Stoma.

Mein Glück im Unglück war, dass ich keine Substanz durch Entzündung oder Krebs verloren hatte, also mein Dickdarm praktisch in voller Länge erhalten war – und der dickte, zuverlässig wie eh und je, die Plörre gut ein.

Ein vom Schicksal geschenkter Ausgleich für meine Pflaster-allergische Haut, denn die Versorgungen für dünnen Stuhl müssen viel fester kleben, weil sie 1. schwieriger dicht zu halten sind und 2. schnell ein höheres Gewicht im Beutel erzielen, da logischerweise dieser Ausscheidung noch nicht das Wasser entzogen ist, sie folglich mehr Volumen aufweisen. (Hierfür gibt es spezielle „Ausstreif-Beutel".) Außerdem verliert der Körper, gerade beim Dünndarm-Stoma, mehr Wasser, und die Nahrung wird evtl. nicht so gut verwertet.]

Mensch, Fajiron, dachte ich, mit so viel Glück ist das Leben jetzt zu schaffen!

[Ich wünschte nur, die Schwestern hätten ebenso viel Gnade walten lassen und mich einmal ein paar Nachmittagsstunden <u>ohne</u> Beutel liegen lassen, damit sich die Haut erholen könne. Mein Flehen, da käme jetzt bestimmt kein Häufchen, ging ins Leere; wahrscheinlich war so etwas absolut unüblich und gegen die Richtlinien.]

Durchhalten …, Stützstrümpfe tragen, jeden Tag eine Spritze mit Blutverdünner zur Thrombose-Vorbeugung, mit Freunden und Muttern telefonieren, dann zweimal in der Woche in die katholische Messe im Haus gehen.

[Obwohl ich seit diesem Jahr ganz offiziell berechtigt war, eine Hostie zu empfangen, unterließ ich es hier, weil der Priester stark erkältet wirkte und ständig in ein großes Stofftaschentuch, das er in seinem weiten Gewand-Ärmel aufbewahrte, hineinschneuzte.

Erkälten sollte ich mich jetzt möglichst nicht, weil durch Niesen und Husten, ebenso wie durch schweres Heben, eher mal Hernien (Brüche) in den operierten Bereichen entstehen könnten.]

Meine Freundin Silvia hatte mir zwar Mut gemacht, dass ihr Vater, der seit Jahrzehnten einen Bauchanus hatte und einen Bauernhof betrieb, überhaupt nicht mehr beim Heben schwerer Lasten eingeschränkt sei; doch man musste ja nicht gleich zu Anfang etwas provozieren …!

Die Schmerzen im Haut- und Speckbereich um den Küssmund herum waren erheblich, bei jedem Umdrehen im Bett, beim Bücken und auch, wenn sich morgens das erste harte Häufchen ankündigte. Erst nach dem Klammern- und Fädenziehen wurde es besser.

Ich lag auf dem Rücken; während der Chefarzt persönlich die pickenden Dinger entfernte, da stieg langsam aber stetig ein fingerdickes, malerisch homogenes Stängelchen Scheiße senkrecht aus meiner Bauchdecke hoch.

Dr. Bucher rief nach Tupfermaterial, welches die Schwester ihm eiligst reichte, während ich süffisant kommentierte: „Hach, wie unanständig!"

Niemand würde mir einen Vorwurf machen können, wenn ich ihm in dieser Verfassung ein Lüftchen oder Häufchen vor die Nase setzte, schon gar nicht derjenige, der das hier persönlich operiert hätte, grins, grins!

Eine weitere Beobachtung musste ich dem Arzt, der mir letztendlich das Leben gerettet hatte, noch mitteilen: „Wissen Sie was, Herr Dr. Bucher? Es klingt zwar komisch, aber ich finde es ungemein tröstlich, dass das, was da gerade herauskommt, inzwischen wenigstens wieder nach mir riecht!"

[Erst später erfuhr ich, dass der erste Stuhl nach der OP nicht nur wegen des Abführmittels so bestialisch gestunken hatte, sondern auch, weil das generell so ist, wenn der Darm eine Zeit lang nicht benutzt wurde.]

Bleibt noch einer von vielen authentischen Witzen zu erzählen, den wir beim Herumblödeln mit den Schwestern auf unserem Zimmer erlebten:

Wie das so geschieht, wenn der Tag lang ist, überlegten wir, ob wir Siegrid einen Mann aufs Zimmer bestellen könnten. Als sie sich dieser Idee nicht abgeneigt zeigte, fragten die Schwestern, was für eine Haar-, Augenfarbe u.a. Aussehen er denn haben solle. Och, sie sei nicht so wählerisch, erklärte sie verschmitzt, aber „er muss gut im

Bett sein!“ Diese Worte aus dem Mund einer älteren, multi-gebrechlichen Dame trieben sogar der flippigen Jungschwester und der Auszubildenden die Verlegenheitsröte ins Gesicht, und sie kicherten mit gesenktem Kopf. Ich regte daraufhin an, sie mögen doch mal eine Annonce aufgeben: „Suche Mann, der einen Kackbeutel auf dem Bauch sexy findet!“

Nicht dass es mich nach derartigem gelüstete, schon gar nicht mit Post-OP-Schmerzen; es war humorvoll gemeint.

Eines der Mädchen, das grundsätzlich befremdet gegenüber meinem Lebensstil (und, wie ich wusste, auch bzgl. bestimmten Tierarten) eingestellt war, meinte dazu nur: „Das da (Stoma) ist dabei nicht so ein Problem – aber Ihr Wohnmobil!“

Häh, wieso das denn? Die junge Dame hatte mein Sechs-Meter-Luxusreich mit Motorradträger wohl noch nie in Augenschein genommen! Ich setzte noch eins drauf: „Das Beste habe ich Ihnen noch gar nicht erzählt: Manchmal halte ich in dem Wagen sogar TAUBEN!“

Viele solcher Anekdoten, v.a. solche rund um das unerschöpfliche Thema Steckbecken, Urinbeutel etc. könnten hier noch sehr blumig geschildert werden, sei aber aus Pietätsgründen unterlassen.

Als ich endlich nach gut zwei Wochen entlassen wurde, fiel die Verabschiedung von Siegrid und ihrer wunderbaren, treuen Tochter, die extra aus Amerika angereist war, sehr herzlich aus.

Wir würden Kontakt halten …

Unser Zimmer zeigte genau in jene Richtung, in der man den Bilstein-Turm und abends den ORION sah.

Die riesige rote Kerze auf den Hügeln hatte einen weiteren meiner Winter erhellt.

Erste Schritte ins neue Leben

„Krankheit nimmt die Kräfte pfundweise weg und gibt sie grammweise zurück."
(Volksmund aus Sibirien)

Mit noch gummiweichen Knien, Rucksack und Umhängebeuteln, zusammen gewiss mehr als fünf Kilo, schlich ich, einen Fuß vor den anderen setzend, hoffend, mir nicht gleich am ersten Tag in Freiheit eine Hernie zu holen, in Richtung Bahnhof. Steil bergab brach mir von der ungewohnt gewordenen Belastung der kalte Schweiß aus, aber es ging alles gut. Mutter, die mich abholte, schimpfte, dass ich nicht an der Klinik auf sie gewartet hatte.

Im Auto las ich lustige Tipps aus einem Stoma-Ratgeber vor, z.B. dass man fortan den Bauch mit einem breiten Spitzengürtel bekleiden, im Schwimmbad auf eine bestimmte Weise gemusterte Badeanzüge und beim Sex einen bunten Stoffüberzug über dem Beutel tragen solle. Ich lachte über mit Rüschen und Schleifchen verzierte Unterwäsche, die wohl erotisch wirken sollte. Puh, kein Bedarf! Aber im Kern hatte die junge, selbst betroffene Designerin besagter Produkte es genau richtig gemacht: Nach der OP sollte es erst recht „in die Vollen gehen"!

Mir war klar, dass ich mich nach allem Geschehenen durch nichts mehr vom Leben abhalten lassen wollte, aber auch, dass ich meinen eigenen Weg finden musste.

In Waldstadt, wo ich noch mein schönes Zimmer hatte und die ersten zehn Tage nach der Entlassung zur Erholung bei den Eltern bleiben durfte, duschte ich erst einmal ausgiebig und brauchte dann wohl eine Stunde, um die Reste vom Krankenhaus-Klebstoff abzuknibbeln. Die Haut rund um den Nippel war mechanisch und chemisch gereizt. Da es Sitte zu sein scheint, von den Kliniken maximal einen Reservebeutel mitzubekommen, ich aber noch

Gratis-Muster von verschiedenen Firmen bestellt hatte, lud ich den Stoma-Berater erst für die nächste Woche ein.

Solange die rot in die Haut eingefressenen Ränder der Platten nicht verschwunden waren, würde ich sowieso keinen einzigen Beutel oder sonst irgendwas draufkleben! Ich blieb also weitgehend im Haus, band mir den Pullover mit Sicherheitsnadeln oder einem Gummi hoch, saß dann mit nacktem, schön eingecremten Bauch in meinem Zimmer, horchte in mich hinein und fing jedes einzelne Stück Stuhl mit einem Blatt Klopapier auf. Während der morgendlichen „Stoßzeit" rentierte es sich, am besten gleich vor dem Kübel stehenzubleiben, mich leicht-schräg darüber zu lehnen und wie ein Kerl, der im Stehen pinkelt, die meist klein- bis Ringfinger-dicken Würstchen direkt hineinfallen zu lassen, dabei das letzte Stück mit einem leicht-ruckartigen Hüftschwung abzuschütteln.

Endlich hatte ich Gelegenheit, mir den Bauchanus genau in Ruhe anzuschauen, ohne dass mir eine Schwester gleich wieder eine nesselnde Platte draufklatschte. Erstaunlich schnell machte ich mich mit den veränderten Verhältnissen vertraut, die ich jeden Tag besser einzuschätzen lernte.

Im Bett wickelte ich mir eine von den übriggebliebenen Inkontinenz-Unterlagen um den Leib, sozusagen wie eine große „Ganzbauchbinde", nur zur Sicherheit, falls ich entweder nicht schnell genug einschliefe oder zu langsam aufstehen würde.

[Bis heute aber habe ich noch nie ein Bett verschmutzt, weil, wie gesagt, ich Bewusstsein brauche, um zu entleeren.

Mag sein, dass dies eher eine seltene Eigenschaft darstellt; dazu fehlt mir ein breit gefächerter Erfahrungsaustausch. Einige ILCO-Aktivisten erzählten mir, dass sie rund um die Uhr, also auch während des Schlafes ausscheiden, namentlich auch mit Dickdarm-Stoma, und dass manche nicht einmal spüren, wann ein Schwall kommt. Um mich im Bett umzudrehen, muss ich ebenfalls erst einmal aufwachen.

Vielleicht geraten mir meine Tag-Nacht-Rhythmus-Absonderlichkeiten ja jetzt endlich einmal zum Vorteil?]

Um den „Küssmund" herum, dessen Durchmesser im Laufe der nächsten Wochen noch schrumpfen würde, hatte sich an zwei Stellen „wildes Fleisch" gebildet, dem ich zunächst ratlos gegenüberstand. Wieder war es Mutter, die im Internet fündig wurde: Das käme wahrscheinlich von zu engen Plattenlöchern.

Genau so war es: Die für den mehrtägigen Gebrauch konzipierten, für mich viel zu starren und scharfkantig-eng ausgeschnittenen Post-OP-Platten hatten auf die Stoma-Außenseite gedrückt; diesen Effekt kannte ich zur Genüge aus meiner Jugend, als eingewachsene Fußnägel immer wieder zu Entzündungen mit dicken Batzen willdem Fleisch geführt hatten!

Folgerichtige Behandlung: Der die Wucherungen auslösende und aufrecht erhaltende Druck musste vermieden werden. Obwohl wir bereits auf dem besten Wege waren, dauerte es ca. zwei Monate, bis das wilde Fleisch ganz verschwunden war.

Eine der ersten Aktionen in Waldstadt war, mit einer unter der Jacke quer über den Bauch gebundenen großen Damenbinde für eine halbe Stunde im Garten Schießübungen mit dem Luftgewehr zu machen, noch auf einem Stuhl sitzend, aber allmählich wieder erstarkend. Das Gehen fiel mir immer noch schwer, weil irgendetwas links vom Stoma, noch unter der Haut, ziemlich mies drückte.

Ich beschloss, mir das erste Mal im Leben so richtig <u>Zeit</u> zu nehmen, um wirklich wieder auf allen Ebenen ganz heil zu werden. Manchmal hockte ich da, starrte in die Birke vor meinem Fenster und konnte es immer noch nicht ganz erfassen, dass jetzt wirklich für alle Zeiten Schluss mit dem nicht enden wollenden Horrortrip war.

Ich konnte wieder <u>aufrecht</u> an meinem Tisch sitzen, hatte schon vergessen gehabt, wie die Welt von hier „oben" aussah.

Mein Körper bekam wieder gescheite und wohlschmeckende Nahrung, bessere als je zuvor im Leben! Ich benötigte keine Weizenkleie u.a. Quellstoffe (schon gar kein Macrogol!) mehr, musste nicht länger Unmengen Gemüse & Co. in mich hinein stopfen. Im Gegenteil, auch wenn ich immer noch gern einen guten, möglichst bitteren Salat (wie z.B. Endivie) und ebensolches, gut gekochtes Gemüse aß, war es günstiger, es nicht mehr zu übertreiben.

Das galt insbesondere auch für zu viel Vollkorn … Stattdessen konnte ich Pizza und gebackene Kartoffelspalten aus Mutterns Ofen essen, soviel ich wollte, dito Eis, Marzipan und Plätzchen aus Weißmehl, ohne es mit Ballaststoffen ausgleichen zu müssen: Mein neuer Anus lieferte alles brav und täglich ab.

Dr. Bucher hatte erklärt, ich dürfe alles essen, wonach mir beliebte.

Mutters traditioneller Dresdener Weihnachtsstollen, der mir lange versagt geblieben war, schmeckte jetzt umso köstlicher. Nicht dass ich vorhatte, ab jetzt nur noch ungesund zu speisen, doch, Mensch, jetzt konnte ich mit Freundinnen essen gehen, ohne verstohlen Weizenkleie, Trockenfrüchte und rohe Kohlrabi zu mümmeln, während die anderen sich die tollsten Sachen bestellten! Auch meine lebenslange Blähbauch-Diät hatte ein Ende genommen; ich musste das nur noch richtig kapieren! Ohne das verhängnisvolle Sigma-Stück schien mein Darm fast wie der eines normalen Menschen zu arbeiten …

Ich sah mein Leben vor mir, wie es hätte sein können, wie die Welt mir zu Füßen gelegen hätte, wäre das beizeiten entdeckt und Abhilfe geschaffen worden …

Es war noch nicht zu spät!

Jetzt musste ich nur noch das mit den Beuteln hinkriegen, die meinen wunderschönen neuen Anus ganz sanft ummanteln sollten.

Der superfreundliche, erfahrene Hilfsmittel-Berater von

der Firma Assist, der sogar ins Haus kam, sah mit einem Blick, dass für mich keine Platten, sondern nur die viel dünneren „Einteiler“-Beutel in Frage kämen.

[Es sei an dieser Stelle nicht weiter auf die große Vielfalt von Stoma-Produkten eingegangen, weil jeder Patient sich dabei das individuell geeignetste heraussuchen muss. Jedes Stoma, jeder Darm, jede Bauchform, jede Haut und auch jeder Gesamtmensch mit seinen täglichen Anforderungen und Bedürfnissen ist verschieden.

Ich kann nur jeden auffordern, mutig und neugierig herum zu experimentieren, bis man die optimale Lösung gefunden hat, getreu dem Motto: Das Beste für die Besten!

Personen mit Anus Praeter haben i.d.R. einen steinigen Weg hinter sich, sind vielleicht nur knapp mit dem Leben davon gekommen, also sollte man keine Kompromisse mehr an die Lebensqualität machen!]

Im ConvaTec-Sortiment gab es einen Einteiler mit modellierbarer Hautschutzscheibe und Sichtfenster, der wie geschaffen für mich zu sein schien. Alternativ konnte ich ein kleineres Modell in Kombination mit separaten, sehr kostbaren „Stomahesive®“-Hautschutzringen verwenden. Man hatte das Recht auf drei Beutel am Tag; ich würde locker mit zweien auskommen.

Dann gab es noch schöne Pasten, Pflasterlöser- und Hautschutz-Sprays, die ich mir allerdings selbst kaufen musste. Meine Wunschbestellung bekam ich fortan jeden Monat frei Haus geliefert.

Da ich nicht andauernd nach Waldstadt kam, musste ich mir die Produkte gerade zu Anfang sorgsam einteilen, um stets etwas in Reserve zu behalten. Jene ersten acht Tage, die ich, wenn es auch etwas lästig war, komplett ohne Beutel verbrachte, zeigten mir auf ganz ungeahnte Weise, in welche Richtung mein Weg ging:

Je weniger Stunden etwas auf meiner Haut kleben würde, desto besser die Chancen, dass sie durchhalten würde. Je seltener und schonender ich einen Beutel wechseln musste, umso geringer war auch die mechanische Belastung. Musste ich nicht zu früh aus dem Haus, konnte ich genüsslich „freiluftkacken“, bis der Löwenanteil entleert war, um dann erst einen Beutel draufzukleben.

Da dann nicht zu erwarten war, dass sich im Tagesverlauf noch relevante Stuhlmengen darin ansammelten, brauchte der Beutel auch gar nicht so superfest zu haften, d.h. ich konnte die Haut darunter ruhig eincremen (natürlich nicht so fett, dass es die Poren verstopfte).

Grundsätzlich galt: Der leichteste, geruchloseste Beutel ist derjenige, der leer ist!

Abends konnte ich, sobald ich nicht mehr vorhatte wegzugehen, den Beutel beizeiten entfernen und die Haut schön pflegen, so dass die Creme über Nacht gut einziehen und die Haut sich erholen konnte. Aus alten T-Shirt-Resten oder Stücken von Baby-Wickelkommodenunterlagen (mit abgeklebten Rändern) schnitt ich mir kleinere Varianten der ursprünglichen „Ganzbauchbinde“ als Schutzpolster für die Nacht.

Je öfter ich die Erfahrung machte, dass diese kreativen Improvisationen funktionierten und meine Bauchhaut immer makelloser wurde, desto mutvoller und freudiger blickte ich in die Zukunft.

[Ich bin so ein Mensch, der bei allem immer auch einkalkuliert, dass einmal wieder schlechtere Zeiten kommen könnten, z.B. durch Krieg, Katastrophen, Seuchen oder Finanzkrisen. Dann will ich nicht hilflos dastehen, schließlich bin ich ein Survival-Künstler. Jetzt weiß ich, dass ich im äußersten Notfall auch mit Bauchanus solche Krisen überstehen könnte, selbst wenn das ganze Sozial- und Medizinwesen versagte.

Ich sage nicht, dass das einfach oder angenehm wäre, aber meine Chancen wären sogar erheblich größer als mit meinem alten Anus, selbst vor der schlimmen Verletzung – denn jetzt könnte ich auch ohne meine früher so existentielle Spezialverpflegung auskommen: Ich bräuchte nie mehr Sorgen zu haben, die Scheiße käme nicht ‘raus.]

Einen Wermutstropfen gab es noch zu bewältigen: Die Kleidung. Da stand ich nun in Waldstadt, hatte ziemliche Linksseitenschmerzen und probierte meine diversen Lieblingshosen an: Oh Shit, der Bauchanus lag genau in Gürtelhöhe! Egal, welche Hose ich auch überzog, es drückte absolut widerlich, und wo ich den Beutel lassen sollte, war die große Preisfrage.

Man konnte es drehen und wenden, wie man wollte: Selbst wenn ich die Hosen etwas herunterzog, so dass sie eher auf der Hüfte saßen, durfte der Bund ja nicht die Kacktüte abklemmen … weshalb letztere dann wohl außen über der Hose zu tragen wäre?!

Okay, ich war noch nie die heiße, eitle Mode-Tussie gewesen, trug lieber weite, lange Oberteile, brauchte auch keinen Bikini, um das nicht vorhandene Nabel-Piercing und Arschgeweih-Tattoo zur Schau zu stellen …

Aber ich hatte sehr wohl meinen ganz eigenen Stil irgendwo zwischen Rocker, Seemann und Holzfäller, oder auch mit geilen Schlag- und Dreiviertel-Hosen in ganz speziellen Farben, die alle mit meiner vorherrschenden Heimat- und Sannyasin-Farbe rostrotbraun bis orange harmonierten.

Klamotten waren weiß Gott nicht das Leben, aber an dem Punkt angelangt war mir doch leicht zum Heulen zumute. Meine starken Gürtel konnte ich schon mal ganz vergessen! So, wie es aussah, müsste ich entweder überweite Beinkleider mit Hosenträgern oder Hosenträgerhosen mit offenem „Stall" und Flatterhemd darüber tragen – so, wie z.T. die älteren Herren in der ILCO-Gruppe …

Nee, das passte so gar nicht mit meinem Selbstbild zusammen! Schon gar nicht mochte ich dem Rat mancher Info-Texte folgen, mir sog. „Rollstuhlfahrer-Hosen" oder „Umstandsmode" zu kaufen, und Leggings trug ich grundsätzlich nur drinnen oder als lange Unterwäsche.

Ich sann nach, wie ich meine eigenen „Stoma-Moden" entwerfen und zusammennähen könnte, war ich doch schließlich in einem meiner „Nebenberufe“ auch Änderungsschneiderin, Kunststickerin und Strickerin. Immerhin brauchte ich wenig Rücksicht auf schwere, sich dick unter der Kleidung abzeichnende Beutel zu nehmen. Und spezielle Unterwäsche mit stützenden Innentaschen brauchte ich schon gar nicht.

Fajiron, jetzt bist du schon so weit gekommen, da wirst du wohl noch ‘n paar gescheite Klamotten entwerfen können?!

Ausgerechnet meine Mutter tröstete mich sehr, indem sie meinen Blickwinkel auf die Hosenträger änderte und darauf hinwies, dass die Farmer und Holzfäller (und sogar die Hobbits) doch auch immer welche trugen.

Ach ja, wirklich …? Das passte schon viel besser als „alter-Opa-Stil“. (Ich mag liebe, betagte Herren, respektiere sehr die Erfahrungen älterer Menschen und wertschätze Gespräche mit ihnen – aber ich bin‘s ja noch nicht!). Außerdem, fuhr Mutter fort, hatten doch die Kerle in manchen Pop- oder Rock-Bands Hosenträger an, bunte, peppige, das sei doch gerade „in“ … und schenkte mir gleich zu Weihnachten schicke, orange ebensolche. Im Motorrad-Katalog entdeckte ich zwei weitere coole Modelle und bestellte sie zusätzlich.

Der Winter fing gerade erst richtig an, da konnte ich ruhig die weiten Thermo-Hosen mit Trägern nehmen; bis zum Sommer würden Zeit und Rat kommen.

[Nachträglicher Zusatz: Dank nachlassender Empfindlichkeit der operierten Region und meiner schlanken Statur fanden sich nach und nach immer praktischere und gut aussehende Lösungen für die Klamotten, jetzt fast ausschließlich ohne Hosenträger, dafür z.T. sogar mit geilem Gürtel, der unterhalb des Bauchanus‘ getragen werden konnte. Wenn ich nicht gar zu früh aus dem Haus muss, darf der Minibeutel ruhig „innen“ liegen, da ohnehin zu erwarten ist, dass er weitgehend leer bleiben wird. Da mich kein voller Darm mehr drückt, fühle ich mich insgesamt auf eigentümliche Weise „attraktiver“ als früher, auch im Sinne einer Ausstrahlung und Stärke von innen heraus!]

Als ich kurz vor Weihnachten meine Anker lichtete, um zu einem meiner Winterplätze zu fahren, bemerkte ich mit gelindem Entsetzen, dass sich auch der untere, horizontale Teil des Sicherheitsgurtes exakt auf Höhe des Anus Praeter befand.

Okay, für diese eine Fahrt stopfte ich mich dick mit Kissen aus und hoffte, nicht stark bremsen zu müssen, aber wieder zeigte sich, dass dieses neue Leben auch Herausforderungen stellte.

Na, wenn schon!

Pannen und Fortschritte

„Denn immer nur Sekt
ist wie Wasser und Brot –
und wer völlig normal ist,
ist auch ein Idiot!“
(Purple Schulz, aus dem Song „Nie genug“)

Zurück wie aus einer anderen Welt, bezog ich das Winterlager in Algendorf unter alten und neuen Bekannten, meldete mich bei meinen X-Städter Freunden zurück, nur um mich gleich wieder einzuigeln: Es drängte nach zehn Jahren „Sendepause“ ein neues Manuskript zu verfassen. Zwei guten Freundinnen hatte ich versprochen: Wenn ich das hier überlebte, dann schreibe ich wieder – sobald ich aufrecht sitzen kann!

Die dreizehn Heiligen Nächte waren hierzu hervorragend geeignet, zumal es für Muskeltraining, Schwimmen und körperliche Arbeiten noch entschieden zu früh war.

Das dabei entstandene Buch „Fajirons Sternenwanderung“ (Glaré Verlag 2017) stellt die eigentliche Seelen-Hintergrundgeschichte zum vorliegenden eher „materialistischen“ Arsch-Buch dar, ist aber so grundverschieden in Stil und Inhalt, dass hier nicht weiter darauf eingegangen werden möge.

„Pünktlich“ zu Heiligabend bemerkte ich, dass sich am Handgelenk des linken Arms, der eigentlich seit dem Vorfall mit dem Infusions-Zugang nicht aufgehört hatte zu schmerzen, eine Art dicker Pickel mit einer Beule daneben gebildet hatte. Vor lauter Bauchanus & Co. war das untergegangen, und es meldete sich jetzt umso lauter zu Wort. Das musste endlich mal vorbei sein mit der Arzt-Rennerei, doch bei „Knubbeln“ verstehe ich keinen Spaß.

Auch wenn diese i.d.R. gutartig sind, abgeklärt werden

müssen sie, und dieser hier juckte und schmerzte im Umkreis von zehn cm auf das Widerlichste und lenkte mich von der Arbeit ab.

Also saß ich über die Feiertage bei der Hausarzt-Vertretung, in einem vor lauter rotzenden und hustenden Patienten nur so berstenden Wartezimmer. (Dass ich mir da nichts gefischt habe, grenzt an ein Wunder!) Man schickte mich zum Chirurgen nebenan, der den „Pickel" ausdrückte (was ich selbst gekonnt hätte), den eigentlichen Tumor aber stehenließ, welcher dann Mitte Januar nochmal richtig operiert werden musste.

Es stellte sich heraus, dass es sich um eine sehr entzündete, vollständig zerstörte Zyste handelte, in der Fremdmaterial gefunden wurde, also wahrscheinlich von der o.g. Panne herrührte. Das geplante Kraft-Training musste also vorerst ausfallen.

Dennoch ging es weiter aufwärts.

Dr. Bucher hatte meinen Bauchanus extra eng genäht und günstig in einen Bauchmuskel-Strang platziert, damit ich bessere Chancen beim Heben schwerer Lasten hätte. Umzüge mit Massivholzmöbeln wie dereinst würde ich wohl nicht mehr alleine schaffen, und auch die Gasflasche mit einem Gesamtgewicht von etwa 24 kg war vorerst völlig tabu.

In Algendorf hatte ich außerdem insofern noch „Schonzeit", weil alles, was man benötigte, in Sprungweite lag: Wasserstelle, Ausguss, Mülltonnen, Stromquelle, Discounter, Bahnhof und Schwimmbad.

Über die Firma Assist hatte ich einen Bauch-Stützgürtel bekommen, den man bei schwereren Arbeiten anlegen konnte. Dazu gab es eine sog. Prolapskappe, was etwa einem sog. „Eier-Schutz" (äh, Hoden-Protektor) für Männer beim Sport entsprach. Wenn ich <u>die</u> trug, fühlte ich mich schon wieder deutlich kampffähiger – eine Eigenschaft, die mir sehr wichtig ist.

Für den Ford Transit gab es leider keine Möglichkeit, sog. „Hosenträger-Gurte“ einzubauen, so dass es bei einem mehr oder weniger sinnvollen „Gurtbrücke“-Aufsatz blieb, den mein Vater im Internet bestellte.

Dr. Bucher hatte schon Recht gehabt: Ich neigte dazu, alles zu „gucken“, zu beschnüffeln, damit zu spielen und zu experimentieren. Nur, war das denn schlimm, wenn ich dabei Coping- und Überlebensstrategien entwickelte und letztendlich vorsichtiger als alle Ärzte und Krankenschwestern vorging?

[Klar gucke ich gerne; es ist doch mein Körper. Da stecke ich drin, da muss ich mit klar kommen, solange mein derzeitiges Leben währt, also habe ich doch wohl zuerst das Recht, mich dafür zu interessieren?!]

Besonders morgens, an Tagen, an denen ich nicht zu früh losmusste, gab es gute Gelegenheit, den Bauchanus bei seiner wichtigen Arbeit zu beobachten:

Meistens war er so rücksichtsvoll, mit dem Beginn der Entleerung zu warten, bis ich das Bett ausgeschüttelt, Grüntee gekocht hatte und am Tisch saß; aber oft genug fing er schon vorher an zu „schieben“, so dass es sich nicht vermeiden ließ, dass ein einzelnes Skybala oder Würstchen auf den Fußboden fiel.

Na ja, das war ich ja von meinen Tauben zur Genüge gewohnt (weshalb auch alles bei mir hygienisch-abwaschbar ist); wo war da der Unterschied?

Dann putzte man es eben schnell auf, bevor man hineintrat und es überall herum verteilte! Praktischerweise klappte ich dann auf der Sitzbank die „Nachtbinde“ in den Schoß herunter und käckelte genüsslich dort hinein.

[Die Firma Assist liefert blick- und geruchsgeschützte Entsorgungsbeutel gratis mit, so ähnliche wie für die Hundetoilette, die man wie Babywindeln oder Damenbinden mit dem gemischten Hausmüll entsorgen darf.]

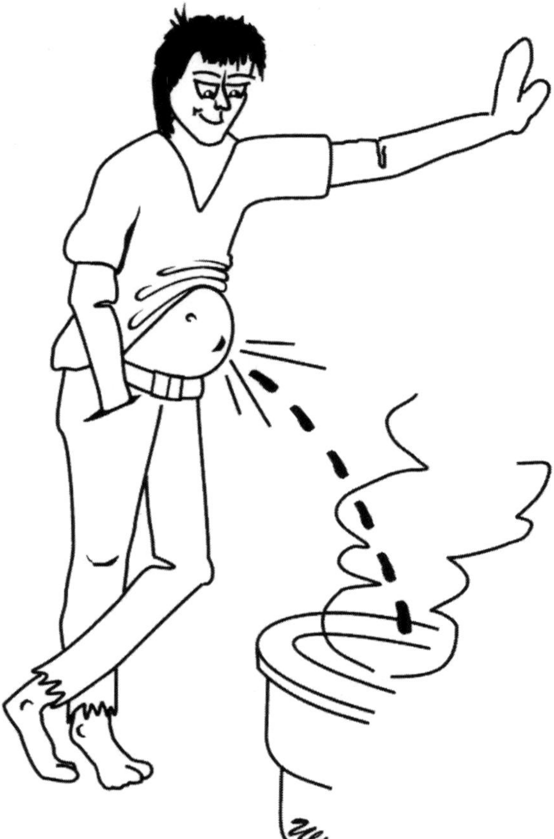

„Wozu brauch ich ‘n Beutel?“

Faszinierend, wie der Küssmund sich zunächst ein paarmal hin und her schob, wie ins Leere pumpte, um dann einen kompakten Strang herauszudrücken. Dieser war besonders im ersten Stück von ziemlich fester Konsistenz, weshalb er bis zu einer Länge von gut 5 – 7 cm im rechten Winkel zur Bauchdecke zunächst gerade heraus wie ein ausgestreckter Zeigefinger stand, um dann allmählich der Schwerkraft folgend abzuknicken.

Manchmal hatte sich hinter dem ersten Küttel des Morgens Luft gestaut, die dann schlagartig mit einem gedämpften „Pöff“ die Öffnung aufsprengte und das „Geschoss“ gerne einen halben Meter oder noch weiter fliegen ließ.

Jau, da könnt‘ man glatt einen „Stoma-Schi(e)ss-Wettbewerb veranstalten! (Wieso „iihh“? Die Jungen pinkeln ja manchmal auch darum, wer am weitesten kann …)

Mit einer fast schon pervers anmutenden Genugtuung (die man nur verstehen kann, wenn man zuvor mein Leben gelebt hat!) beobachtete ich die Unmengen an Stuhl, die sich im Laufe von ½ bis 1 Stunde da entluden, mal sturzbachartig, mal eher langsam. So viel hatte ich in meiner Jugend nicht einmal in einer Woche oder fast einem Monat zusammengerechnet produziert, obwohl ich mich damals doch viel ballaststoffreicher als jetzt ernährt hatte!

Wo war denn damals das ganze Zeug immer bloß geblieben?!

Mit „Wasser entziehen“ konnte man diesen Unterschied kaum erklären; schließlich hatten meine Häufchen zumindest zu Beginn des Entleerungs-Vorgangs die gleiche knüppelharte Konsistenz wie früher, obwohl jeden Tag reichlich entleert wurde und der Abschluss immer weich war.

Tja, ungelöste Geheimnisse …!

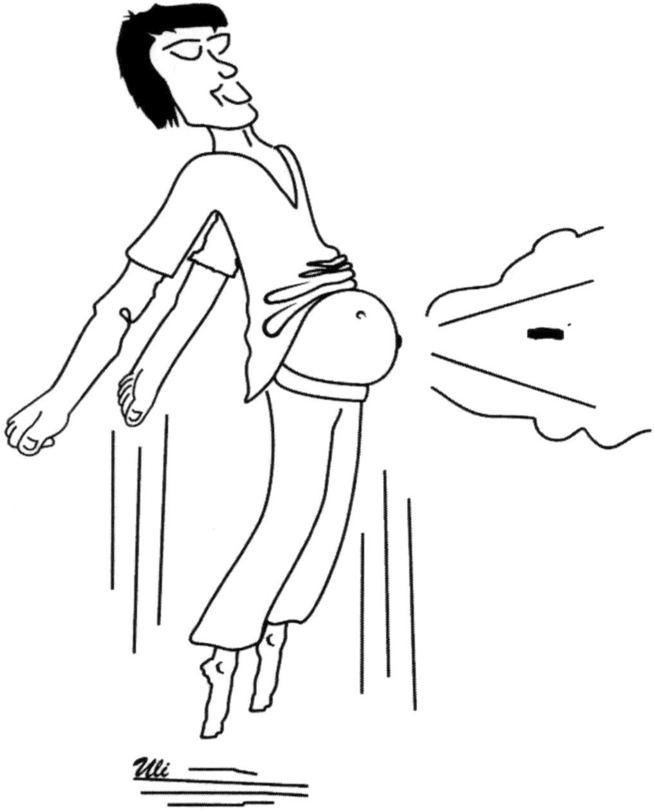

Weitsch(e)isswettbewerb-Training

Ich nahm es hin und genoss es. In unserer Region gibt es die leicht-derbe Redensart: „Das ist ein Tag zum senkrecht in die Luft scheißen!“ Toll, das konnte ich jetzt, wenn ich dabei auf dem Rücken lag!

Jeder, der meinen Bauchanus sah und etwas von dieser Materie verstand, stellte fest, dass er meisterhaft angelegt und bestens gepflegt sei.

Faszinierend anzuschauen, wie er auch während absolut ausscheidungsfreier Zeiten immer etwas in Bewegung war, sanft auf und nieder schwang, als sei er ein eigenständiges Wesen, das atme.

Ein Wesen, das stark und hartgesotten täglich reichlich vor Bakterien nur so wimmelnde Fäkalien beförderte, ohne daran zu erkranken – das andererseits so zart war und beim leisesten Antippen sensitiv wie eine Mimose oder der Fühler einer Schnecke reagierte.

Er schrumpfte im Laufe der Zeit auf nur noch 20 mm Ø – kleiner durfte er nicht mehr werden; die Häufchen mussten ja noch genug Platz haben, den roten „Rettungsring“ beiseitezuschieben, um hindurch zu gelangen, wobei sich diese geriffelten Polster nicht beliebig zusammendrücken ließen.

Wer weiß, ob mich dieses sehr zierlich gebaute Stoma bei meinem Lebensstil nicht längst vor einem Bruch bewahrt hat?

Beim Husten, Niesen, Lachen und Heben hielt ich nach Möglichkeit eine Hand auf den Bauch, sofern ich eine freihatte. Mit Luft und Geräuschen hatte ich weniger Probleme als befürchtet: Zwischendurch, v.a. abends, gab mein Bauchanus mal gewisse „zwitschernde“ Geräusche von sich, beinahe niedlich wie ein schnabelkappendes, schmatzendes Vogelküken und so leise, dass es kaum ein Außenstehender bemerken würde. Ein regelrechter Furz kam eigentlich nur im Zusammenhang mit abartigem Essen vor und ging dann in den absolut geruchsdichten

Beutel hinein (hmja, wenn denn einer drauf war).

Meine Eigenwahrnehmung war so präzise, dass ich vorher genau unterscheiden konnte: Gleich kommt Luft oder feste Materie, und auch, ob es viel oder wenig sein würde.

Wer mein Leben davor gelebt hätte, würde verstehen, warum es mir geradezu ozeanische Gefühle bereitete, wenn sich zunächst etwas Druck im Bauch aufbaute, sich aber bald, bevor er zu Schmerz und Krampf werden konnte, durch Herausschieben des Häufchens erlösend entlud …

Und das viele Male hintereinander – herrlich!

Die erste längere Zugfahrt seit der OP war dann die Gaudi hoch drei: Mit Mutter war verabredet, dass ich ihr die saubere Abschrift meines Manuskriptes bringen würde, damit sie es auf dem PC nochmal abtippen konnte.

Da ich den Wagen über Nacht nicht gerne allein ließ, wollte ich an einem Tag hin und zurück fahren, Mutter nur kurz am Bahnhof treffen und diverse Gepäckstücke austauschen, sprich: Schreibarbeit und benutzte Bettwäsche für sie, frisches Bettzeug und gute Fressalien für mich. Da die linke Hand frisch operiert war, konnte ich diesen Winter so große Teile nicht selber waschen; außerdem wollte die Mutter mir mit den Haaren helfen.

Da ich sehr früh auf die Bahn musste, konnte ich das normale Morgengeschehen nicht abwarten und nahm deshalb einen Ersatzbeutel und Reinigungsbenzin mit.

Wie das auf meinen Reisen so üblich war, trank ich zum Wachwerden erst einmal eine Dose Cola auf nüchternen Magen und wenig später, statt umständlich zu kauender Pflanzenkost, einen Liter sämigen Bio-Obstsaft direkt aus dem Tetrapack. Ich dachte mir wirklich gar nichts dabei, rief dann mittags vom Kassel-Wilhelmshöher Bahnhof die Mutter an, dass der Zug bis jetzt pünktlich sei, ich soeben nach dem Beutel geguckt hätte, der leer und bombenfest sei, weshalb wir keine Zeit zum Wechseln einzuplanen bräuchten …

Da die Nacht zu kurz gewesen war, ringelte ich mich nochmal auf dem Sitz zusammen, schlief aber nicht ein. Da machte es an meinem Bauch ein gefühltes „Plopp“, dann nochmal. Ist sicher etwas Luft, dachte ich träge. Plopp, plopp, plopp … als zupfe jemand an der Klebschicht herum; das kann nicht sein, es war alles dicht gewesen, außerdem konnte um diese Uhrzeit gar nichts mehr kommen … Plopp, plopp, plopp …

Hm, es fing an, etwas komisch zu riechen … vielleicht die Landwirtschaft von draußen her …? Ups, dachte ich, jetzt musst‘e doch mal gucken – und hob den Pullover an: Ach du Scheiße!

Im wahrsten Sinne des Wortes quoll sie mir da entgegen, die Einteiler-Klebeplatte halb abgehoben, floss sie ungewohnt breiig darunter hervor; vor allem hörte der Nippel gar nicht auf zu pumpen. Zwei Hände, zu einer Schale geformt, hätten nicht ausgereicht, sie aufzufangen.

Geistesgegenwärtig schnappte ich mir einen Kopfkissenbezug aus der Tasche, presste ihn auf den Bauch, und dann erst mal ab aufs WC! Zum Glück war der Großraum-Waggon relativ leer; niemand bemerkte etwas. Der Beutel war noch gar nicht voll gewesen, aber „untertunnelt“; evtl. hatte ich ihn beim Hinkuscheln in den Sitz abgedrückt. Außerdem schienen Obstsaft & Co. jetzt die Wirkung zu zeigen, wie sie bei anderen Menschen sogar eher normal ist.

Glupp, was man auf einmal alles bedenken musste …!

Unser Bahnhofs-Convent eine halbe Stunde später fiel dann doch etwas unromantisch aus, weil ich mich erst einmal ausgiebig auf dem Behinderten-WC reinigen und teilweise umziehen musste.

A day to remember!

[Apropos: Ich kann jedem Betroffenen nur empfehlen, sich

gegen eine einmalige Schutzgebühr von 20 Euro den Universalschlüssel für alle Behinderten-WCs in Deutschland und z.T. sogar dem nahen Ausland zu besorgen. Nicht nur Rollstuhlfahrer, sondern auch Kack-Behinderte wie Menschen mit Stoma oder chronisch-entzündlichen Darmerkrankungen haben einen Anspruch darauf, auch unabhängig von einem Grad der Behinderung, wenn sie die Krankheit nachweisen können. Ich habe meinen Schlüssel persönlich bei der Zentrale in Darmstadt abgeholt, es geht aber auch per Post.]

Den Karneval läutete ich dieses Jahr ganz besonders würdig ein: Seit Wochen hatte immer dann, wenn der Bauchanus anhub, seine Arbeit zu tun, auch mein altes, eigentlich stillgelegtes Löchli Reaktionen gezeigt. Da es ja nicht sein konnte, dass da noch etwas herauskam, hatte ich dieses Phänomen ins Reich der Phantomgefühle o.ä. verbannt; schließlich war mein aktiver Darm definitiv von jenem kurzen blinden Enddarmstück getrennt worden.

Mit der Zeit wurde dieses Symptom stärker, trat auch über Tag auf: Da war doch was, und es drückte entsetzlich!

Ich dachte an die kurz nach der OP noch einmal „hinten" ausgeschiedenen Reste, erinnerte mich, dass der Berater von der Krankenkasse etwas von nachträglich entstehendem Schleim erzählt gehabt hatte. Dieser sollte zwar von selbst seinen Weg nach außen finden, was aber in meinem Fall vielleicht nicht funktionierte, da die Analstenose unverändert bestand?

Ich wollte gerade den Discounter um die Ecke betreten, da wurde der Krampf da unten übermächtig. Wie in alten Zeiten stand ich da, an die Wand gestützt, weiß im Gesicht, speiübel.

Wenn ich jetzt versuchte, den Laden zu betreten, würden sie den Krankenwagen rufen, also schnell zurück zum Wohnmobil. Dort zerrte ich hastig zwei Microlax® aus dem alten Vorrat hervor und jagte sie mir in den Arsch; die schmalen Tüllen passten so gerade noch hinein.

Ich weiß nicht, wie lange ich danach in Kauerstellung

über einem Eimer verbrachte (weil die aufrechte Sitzposition auf einem Kübel nicht ausgereicht hätte), immer wieder presste, wenn ein wehenartiger Entleerungs-Impuls kam, mir den Bauch festhaltend, aus Sorge, die immensen Muskelspannungen würden den OP-Bereichen schaden.

Irgendwann war mir alles egal, wenn nur dieser Druck endlich aufhören würde, und ich presste mit Hilfe des Microlax®, bis mir fast der Kopf platzte. Ein reißendes Gefühl, Schmerz, ein Klacken im Eimer – und da lagen doch tatsächlich drei eindeutige, steinharte, nicht speziell wohlriechende Hasenküttel!

Dunkelbraun, mit einem seltsamen gelben Schleier überzogen, schauten sie beinahe wie die in meiner Jugendzeit so begehrten „Marmormurmeln" aus, und am Afterrand tupfte ich einen Blutstropfen ab.

Nicht erstaunlich, dass wieder etwas gerissen war, aber ein Wunder, dass sie überhaupt herausgekommen waren. Das durfte doch nun wirklich nicht wahr sein: Da ließ ich mir einen Anus Praeter legen, nur um mich jetzt doch wieder unten blutig zu kacken?!

Noch für den nächsten Mittag bekam ich einen Termin bei Dr. Bucher. Das wunde Gebizzel in der Hah-Punkt-Oiden-Region würde schnell vergehen, da ja kein Stuhl mehr hindurch musste. Ich fühlte mich wie neugeboren, dass der Druck schlagartig verschwunden war, nur hatte ich im ersten Moment erschrocken geglaubt, das Stoma durch die Press-Orgien kaputtgemacht zu haben, da es ein paar Millimeter aus dem Bauch heraus gewachsen zu sein schien.

Weil ich sichergehen wollte, dass man mir glaubte, brachte ich Dr. Bucher ein ausgespültes Gläschen mit Objekten für die Grundlagenforschung mit: „Gucken Sie mal, meine Ampulle produziert immer noch Skybala!"

Der Chef war über dieses Mitbringsel gar nicht so begeistert, meinte nur, dabei habe es sich anscheinend noch um Stuhlreste aus der Zeit vor der OP gehandelt – also immerhin 2½ Monate! – und jetzt sei aber wohl endgültig Ruhe. Das Stoma war zum Glück unbeschädigt, keine Hernie, kein Prolaps.

Zur Sicherheit ließ ich mir ein Einweg-Klistier hereindrücken, um nochmal nachzuspülen, jaulte dann auf dem WC vor mich hin, registrierte überrascht, dass, wenn unten die Schließmuskel gereizt wurden, auch der Bauchanus zu produzieren anfing, und das zur unüblichen Nachmittagszeit.

Die beiden waren also tatsächlich noch immer auf irgendeine Weise gekoppelt, und zwar in beide Richtungen, wenn auch vielleicht nicht mehr über das physikalische Darmgewebe.

Spätere Beobachtungen bestätigten dies immer wieder. Ob die beiden auf dem Umweg über das Gehirn oder Rückenmark kommunizierten?

Ich war sicher, da gäbe es noch viel spannende Forschungsarbeit!

Freiheit

*„Die „heiligen Momente" warten nicht darauf,
dass man dafür äußerliche
Bedingungen schafft."*
(Om Parkin, Audio-Mitschnitt)

Ein „Reha-Jahr", das hatte ich mir vorgenommen, in dem zwar viel geschehen und ich mich wieder verstärkt um meine kleinen Jobs kümmern würde, welches aber auch zeigen sollte, dass ich an allem Geschehenen gereift war – letztendlich ist ja genau das der Sinn von Krankheit und Verwundung.

Ich spürte, es ging weiter aufwärts. Seit der Fasching-Press-Orgie waren auch die Schmerzen links vom Stoma schlagartig wie weggezaubert – als sei der rote Wulst nun erst in seine richtige Position gedrückt worden. Er sah jetzt auch viel harmonischer aus: Vorher hatte es so ausgesehen, als befände sich ein schräges Stück von 1 – 2 mm unter der Haut, wo es nicht hingehörte.

Erst langsam wurde mir klar, dass das alte Dauerbauchweh, das mich ein Leben lang zumindest unterschwellig begleitet hatte, nie mehr wiederkommen würde. Sogar die Blinddarm-nahe Stelle, an der der Dünndarm über eine Art „Ventil" in den Dickdarm übergeht, pickte mir nicht mehr in die Eingeweide – wohl weil es keinen Rückstau mehr gab.

Ganz arbeitslos wurde mein alter Anus wider Erwarten nun doch nicht, musste ich doch spätestens alle zehn Tage mit einem Baby-Klistier etwas lauwarmes Wasser hineinspritzen, um den sich ständig neu bildenden Schleim herauszuholen, bevor er wieder eindickte. Der sog. Hartmann-Rektumstumpf besteht aus lebendem Darmgewebe, welches auch ohne Stuhlzufuhr Schleim absondert – bei mir offenbar eine ganze Menge. Wenn ich ihn herausspülte, bevor sich Skybala daraus zusammenklumpten, ging die Prozedur mild und ohne Risse ab.

[Es beruhigte mich enorm, dass fortan nur noch rotzgelbe Substanz ohne braune Beimengungen kam, die beinahe angenehm nach Meer und Seetang roch.]

Blieb die Frage offen, warum man überhaupt diesen Stumpf stehen ließ, wenn der Anus Praeter permanent bleiben sollte?

Wahrscheinlich würde kein Arzt dieses gesunde Organ amputieren, denn es stellte eine letzte Chance zur Rückverlegung dar, falls vielleicht die Medizintechnik solche Fortschritte machen würde, dass man eines Tages meinen Analkanal reparieren könnte?

[Dr. Bucher erklärte mir später, außerdem sei jener Stumpf OP-technisch schwierig und nur mit Komplikationspotential behaftet zu entfernen. Inzwischen habe ich auch eine neue Presstechnik entwickelt, die es mir ermöglicht, die gelbe Rotze zu entleeren, ohne Wasser in die Ampulle hineinpumpen zu müssen, was mich sehr erleichtert: nie wieder Irrigator u.ä.!)]

Mein neues „bestes Stück“ würde ich jedenfalls nicht mehr hergeben!

Ich ging bzgl. der Umwelt in die Offensive, klopfte flotte Sprüche wie: Sowas sollte sich jeder legen lassen, ist doch viel praktischer! Oder: Ich bin sogar zu faul, auf die Toilette zu gehen! Oder, an meine Wohnmobil-Kollegen gewandt: Da, schaut her, ich hab‘ keine Last mehr mit dem Chemie-Fäkalientank – meine Scheiße passt jetzt sogar in die Hundetoilette!

An verhältnismäßig lauen Abenden spazierte ich mit lässig unter der Brust zusammengeknotetem Hemd über den Platz zur Wasserstelle, den Bauch mit dem unbedeckten Küssmund vorgereckt.

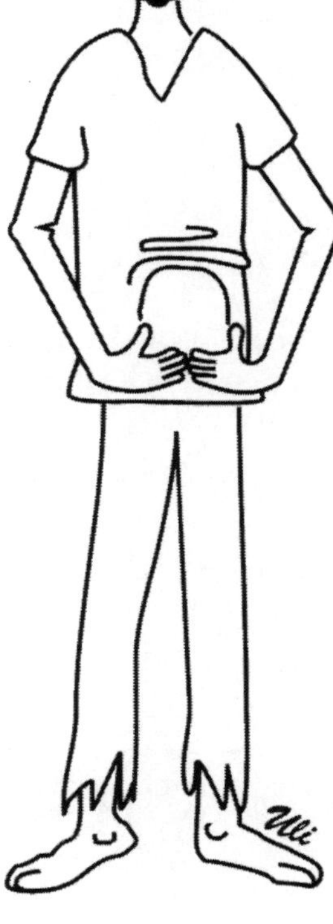

„Der Fäkalientank ist voll…“

[Auf solchen campingartigen Winterplätzen kennen sich die Dauerparker untereinander fast wie Familienmitglieder, da gibt es eigentlich wenig Tabus. So, wie die anderen über mein neues Ärschli aufgeklärt sind, weiß ich auch intime Details von den Nachbarn, dass z.B. der eine seit einer OP impotent ist, der andere Zirkus mit seiner Ex und ein weiterer Krebs hat, oder die Dame von nebenan lange Zeit in der Psychiatrie war, etc.]

Als ich nochmal zum Hautarzt nach Mainz musste, um eine winzige Keratose im Klebeplatten-Bereich professionell entfernen zu lassen, schaute die Arzthelferin ganz scheu auf meinen Nippel: Ob wir da nicht lieber etwas zum Schutz darüber kleben sollten, wenn gleich der Arzt mit dem Laser käme?

Ich fragte, wieso, das sei doch kein Auge da unten?

Nein, aber das Teil sähe doch so empfindlich aus …? Aufgrund der roten Farbe hatte sie die Assoziation zu „entzündetem" Gewebe gehabt.

Ich erklärte, das sei halt die natürliche Farbe des Darms, fragte verwundert, ob sie dergleichen noch nie bei anderen Patienten gesehen hätte, es gebe doch allein in Deutschland ca. 160.000 Stomaträger? Ei, die anderen hätten halt immer einen Beutel darauf gehabt. Ob sie sich das mal aus der Nähe angucken dürfe? Nur zu!

Da merkte ich, dass es mir Freude bereitete, ohne falsche Scham zu Aufklärung beizutragen, mit Humor und Offenheit.

Diesbezüglich bestand offensichtlich bei den DRK-Mitarbeiter/innen noch ein Defizit. Als ich mich nach Ablauf der OP-Sperrfrist wieder bei ihnen meldete, teilte man mir mit, dass sie keine Spender mit Stoma wollten.

Das war nun sehr seltsam, denn sie hatten vor der OP anders dahergeschwätzt, und bei einer Transfusions-Zentrale in Würzburg, die genaue Kriterien für den potentiellen Ausschluss von Spendern erstellte, bekamen wir die

Auskunft, dass ein Anus Praeter an sich keinen Ablehnungsgrund darstellte. Man müsse nur den Einzelfall hinsichtlich der Grunderkrankung prüfen. Nach so vielen treuen Spenden (insgesamt wohl über 200 bei verschiedenen Organisationen) mit sehr begehrten Bluteigenschaften war diese kalte, ungeprüfte Abweisung schon aus menschlichen Gründen gar nicht anständig. Ich dachte nur: Jetzt erst recht in die Vollen!

Als dann die langjährig vertrauten Schwestern mich umringten, ungläubig fragten, ob ich es tatsächlich gemacht hätte, und nee, das glaubten sie nicht usw., präsentierte ich ihnen stolz den Beutel, machte allerlei Witze darüber, und überhaupt, was mir da für Horror-Stories und Ammenmärchen erzählt worden waren …?!

Die jungen Azubi-Damen fragten entgeistert, ja, ob mich das denn nicht störte?! Ich konterte, wie diese Frage ausgerechnet aus jener Generation kommen könnte, die regelmäßig ihre Körper mit neuen Piercings und Tätowierungen verunstaltete, häh?

Jetzt hatte ich halt 'n Erdbeermund-Piercing auf der Wampe, na und?

„Ja, aber", rang eine ältere Schwester nach Fassung ob meiner Frivolität, nicht in ihr Schema des mit seinem Schicksal hadernden Patienten zu passen, „manche fühlen sich dann auch nicht mehr als Frau …!" Ich fragte zurück, was denn das Geschlecht mit einem Kackbeutel zu tun habe, ob betroffene Männer sich dann auch nicht mehr als Mann fühlen würden, und konstatierte zusammenfassend, dass die dann aber ein Problem im Hirn hätten, nicht mit dem Bauch!

Und überhaupt: Wer jemanden aufgrund solch einer oder wie auch immer gearteten anderen körperlichen Macke nicht zum Partner oder Freund haben will, der ist es gar nicht wert; man sollte dann froh darüber sein, dass sich die Spreu vom Weizen trennt!

Außerdem fand ich es mehr als befremdlich, dass ich

quasi-todkrank, mit Entzündungen am Gesäß, Untergewicht und sogar keine 24 Stunden nach fett dosierten Botulinum-Toxin-Injektionen ausdrücklich zum Thrombozythenspenden zugelassen worden war, jetzt aber, kerngesund, giftfrei und quicklebendig, nicht.

Pah, siehe Mozart KV 233!

Neuanfänge haben es nun mal an sich, dass sich auch im beruflichen und privaten Umfeld etwas änderte, schon gar keine unfruchtbaren „Leidensbeziehungen“ mehr aufrechterhalten würden.

Als nächstes war der Zahnarzt daran, der mir vor gut fünf Jahren viel zu hohe Kronen eingesetzt hatte und mit dem es seither nur noch Diskussionen und Herumschnauzereien gegeben hatte, die allmählich gegen die Menschenwürde gingen.

Ohne diese bzgl. des Themas „Behandlungsfehler“ auch sehr interessante Geschichte zu sehr auszuwalzen, mag folgende Episode beleuchten, um was für eine Art Mensch es sich handelte: Ich wollte ihn nur bittend darauf hinweisen, dass es im Hinblick auf den Anus Praeter (der durch große, unzerkaute Nahrungsstücke, z.B. Mandarinenhäute, ggf. auch verstopfen kann) wichtig sei, wenn ich endlich wieder besser kauen könne, da rief er mit einer abwehrenden Handbewegung aus: „Nicht, ich komme gerade vom Mittagessen!“

[Das sagte einer, der täglich mit faulen Zähnen und Mundgeruch konfrontiert ist. Pah, mein Bauchanus ist reinlicher und wohlriechender als so manche Mundhöhle!]

Es geschahen dann noch viel üblere Dinge, bis ich endlich den Mut fasste, einen neuen Zahnarzt zu finden und für nochmal viel Geld acht neue Kronen anfertigen zu lassen, die mir meinen alten, guten Biss wenigstens teilweise wieder zurückgaben. (Die Zähne hatten sich aufgrund der Pfuscherei und mangelhafter Beißschienen-Betreuung zusätzlich verschoben.)

Sogar Sauerkraut wagte ich wieder zu mir zu nehmen; es musste ja keine verätzte Schleimhaut mehr passieren! Die erste große Portion probierte ich wohlweislich an einem Tag, an dem ich frei hatte, weil ich eine gewisse Luftbildungs- und Geräuschkulisse erwartete.

Es kam sogar noch doller: Etwa drei Stunden nach der erfrischenden, lange vermissten Mahlzeit, roh mit Senf und viel gutem Öl zubereitet, fing mein zu diesem Zeitpunkt unbedeckter Bauchanus an zu schieben, unermüdlich und stetig weichere Häufchen zutage zu fördern, und das zur absoluten Unzeit.

Meine Mutter hatte manchmal von solch einem Effekte berichtet, was ich früher mit einem fast neidischen „ach Quatsch“ abgetan hatte. Wieso sollte man auf Sauerkraut hin zur Toilette rennen müssen, dazu noch bei den winzigen Portionen, die die Normaldarm-Menschen so zu sich nahmen?

Nun erging es mir genauso. Puh, wenn das noch „dünner“ würde, müsste ich doch mal ‘n Tütchen draufkleben, dachte ich, als auch schon eine Ladung geschossen kam, die ich aufgrund ihrer flüssigen Konsistenz nicht mehr auffangen konnte und die mir durch die reflexartig vorgehaltenen Finger lief.

Während ich die Bescherung eilig aufzuputzen versuchte, kam schon der nächste Schwall, und mangels akut erreichbarer Alternativen kniete ich geistesgegenwärtig im nächsten Moment vor dem Mülleimer.

Der Inhalt meines Verdauungstraktes entlud sich nun plätschernd, und ich tippte mit der freien Hand eine SMS an Muttern, dass sie Recht hatte mit dem Sauerkraut, und ob das auch mal irgendwann aufhörte?! Der Nippel schien inzwischen die Funktion eines Wasserkrans übernommen zu haben; faszinierend!

[So viel also zu der von gewissen Esoterikern postulierten Geiz-Problematik!]

Irgendwann ließ diese Aktivität nach; zur Sicherheit machte ich sogar ausnahmsweise über Nacht einen Beutel drauf (der aber leer blieb).

Okay, was lernen wir daraus?

Bestimmte Dinge unterwegs oder in feiner Gesellschaft besser eher nicht zu verspeisen!

Dennoch geschah es mehrmals, grundsätzlich im Zug nach zu frühem Aufstehen, dass es aufgrund meines sog. „reitenden", d.h. während der Defäkation hin und her schwankenden, z.T. seitlich unter Hautniveau tauchenden Stomas, zu „Untertunnelungen" kam und bei fast leerem Beutel alles unter den Pullover floss, wenn ich nicht rechtzeitig eingriff.

Einmal waren während eines solchen Vorfalls auch noch sämtliche Toiletten des Zuges kaputt und abgesperrt, bis auf eine ganz hinten, die ich unmöglich erreichen konnte, ohne unangenehme Spuren zu hinterlassen. Ich bat einen Fahrgast, nach dem Schaffner Ausschau zu halten und subito presto hierher zu bitten, wenn ihm sein Inventar lieb sei.

Dieser kam auch bald angelaufen, und ich, die Hand auf den bereits verdächtig durchfeuchteten Pulloverzipfel gepresst, fragte, ob er mir das defekte WC aufschließen könne: Ich benötigte es nur als Sichtschutz, denn der Stomabeutel sei am platzen … Oh, man glaubt es kaum, wie unproblematisch und schnell daraufhin der Locus geöffnet war!

Eine nette Mitreisende passte auf meine große Ziehtasche auf, während ich mich in aller Seelenruhe im „Bad" einschloss, den vollgeschissenen Pullover entsorgte, meinen von am Vortag bei Muttern in großer Menge verzehrten Roten Beten lilaschwarz gefärbten Bauch säuberte und mit einem frischen Beutel verwöhnte. Auf einmal bekam ich einen Lachanfall: Wie oft hatte ich mit mörderischem Druck auf der Blase vor abgesperrten Zugtoiletten gestanden und vergeblich um Einlass gefleht – aber heute war alles zack-zack gegangen!

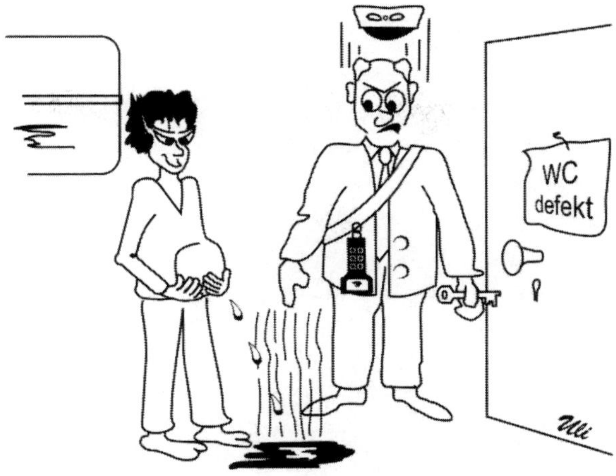

„Könnten Sie bitte die Toilette aufschließen…?“

So‘n bisschen Dreck kann man abputzen, der tut nicht weh und der Partystimmung keinen Abbruch! Ein Leben für die Scheiße, dachte ich: Vom Säuglingsalter an war es mein Thema gewesen …

In Norwegen beim freiwilligen Sozialdienst hatte ich die Exkremente inkl. Erbrochenes unserer behinderten Bewohner dort aufgeputzt, später dann schier endlose Mengen Vogelkot von meinen diversen Pfleg- und Lieblingen. Somit regte es mich auch nicht weiter auf, als beim allmorgendlichen Ausschütteln des Schlafsacks, den ich in kalten Nächten zusätzlich über die Bettdecken legte, ausnahmsweise unbemerkt etwas aus meinem Bauch hineinfiel und hin und her verschmierte.

Nach einer Stunde und einer halben Packung Feuchttücher vergeblicher Reinigungsversuche gab ich auf. Ohne Waschmaschine war das Teil nicht zu retten, und <u>das</u> wollte ich der Mutter nun wirklich nicht zumuten! Außerdem hatte ich eh einen Schlafsack zu viel … Wunderbar, dachte ich: Ich brauche gar keine Taube mehr, um mich mit Scheißhaufen zu amüsieren!

Mein seit der Marisken-OP immer seltener, dann gar nicht mehr erschalltes, herzhaftes Lachen kehrte langsam zurück, und mit ihm die Freiheit. Rein äußerlich gab es einige zusätzliche Herausforderungen 2016, das man auch mein „Jahr der Hände“ nennen könnte: Immer wieder wurde ich in meinem Trainingszustand dadurch zurückgeworfen, dass ein Finger kaputt war, sei es durch Überarbeitung mal des einen, mal des anderen Daumens, sei es durch Folgeschäden des kleinen Unfalls vom letzten Herbst, bei dem die Strecksehne des linken Mittelfingers an zwei Stellen angerissen und nicht behandelt worden war; letztendlich also fast alles indirekte „Nachwehen“ der Anus-Geschichte.

[Einer OP der Strecksehne durch allerlei Bio-Anwendungen nochmal entronnen, wuchs nun ein Tumor mitten in der Beugesehne desselben Fingers, welcher dann doch ziemlich aufwändig in Warburg bei einem begnadeten Handchirurgen entfernt wurde, mit relativ langer Ausheilungszeit, weil besagtes Sehnenstück genau über den Knöchel lief; aua!

Wenn es um meine Hände geht, bin ich schon etwas bange, da ich alles, was mein aktives Leben betrifft, mit ihnen vollbringe. Neben den gewöhnlichen Alltagsverrichtungen sind das vor allem: Stricken, Schießen und Motorradfahren! Gerade beim Motorrad zieht die linke Hand die Kupplung mit beträchtlicher Kraft und Häufigkeit.

Meine Erleichterung ist riesengroß, dass ich trotz immer noch „verbeult“ und z.T. etwas krumm aussehender Finger jetzt wieder uneingeschränkt fahren kann. Der unsichere und nicht gerade schmerzarme Weg dorthin hat mich dennoch in keinster Weise so heruntergezogen und jammern lassen wie die Anus-Story!]

Was die wulstige Bauchschnitt-Narbe betraf, so war sie bei der fein-fühlenden und zugleich sehr beherzt in die

Tiefe knetenden Frau Kruse im wahrsten Sinne des Wortes in besten Händen. Es gestaltete sich zwar zunehmend schwieriger, Rezepte für die Physiotherapie aufzutreiben, lohnte sich aber sehr, weil diese Behandlung nicht nur die äußerlich sichtbare Narbe besserte, sondern vor allem inneren Verwachsungen entgegen wirkte.

Der Vollständigkeit halber sei an dieser Stelle erwähnt, dass ich die eigentlich schon seit vor der OP sehnlichst angestrebte Anus Praeter-Irrigation zwar zu erlernen versucht, aber nicht praktiziert habe.

[Nicht jeder Betroffene kann/darf irrigieren, nur bei geeignetem Stoma und hinreichend festem Stuhl. Ziel dieser Aktionen ist, eine ausscheidungsfreie Zeit von 24 Stunden oder mehr zu erreichen, während der die Person nur eine sog. Stoma-Kappe zu tragen und die ersten 8 Stunden nicht mit Gasbildungen zu rechnen braucht. Zu den Irrigatoren werden speziell konzipierte Schlauchbeutel geliefert.]

Der Stoma-Berater war extra wiederholt ins Haus gekommen, um mit mir zu üben, wobei es ungeheuer schwer war, die Tülle des Gerätes hinreichend tief in meinen zierlichen Erdbeermund zu stecken; außerdem tat es irgendwo innendrin weh. Das meiste Wasser spritzte sogleich wieder an der Seite hinaus, und als es uns endlich gelang, etwas mehr in die Tiefe zu füllen, schoss reflektorisch ein Strahl Kackwasser wie von einer Schrotflinte abgefeuert hervor und beschmutzte den armen Hilfsmittel-Therapeuten.

Wir versuchten es zu unterschiedlichen Tageszeiten, auch einmal ich allein in der Dusche, kam dann aber zu dem Schluss, dass diese Sauerei – erst recht unter Wohnmobil-Bedingungen – nicht nur unmöglich, sondern auch gar nicht mehr nötig sei.

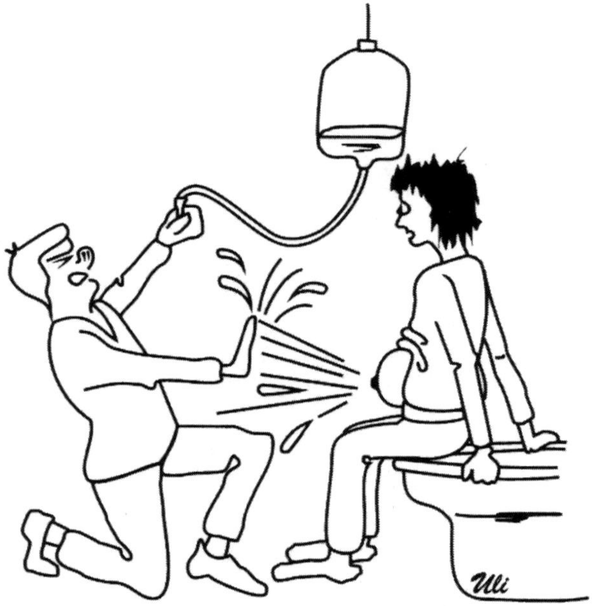

„Irrigations-Versuche“

Ich hatte bereits meine ausscheidungsfreien Zeiten, äh, je nach Speisung zwar nicht immer ganz zuverlässig, aber dafür gab es schließlich diese Wunderwerke von Beuteln, jeder einzelne mit weichem Vlies umhüllt. Beinahe andächtig packte ich jede Lieferung aus, in Respekt und Mitgefühl für die Generationen vor uns, die noch auf ganz andere Weise mit einem Bauchanus klarkommen mussten.

Worin hätte auch der Gewinn für meine Haut bestanden, wenn die Stomakappe, aber ebenso der Irrigationsschlauch, je einen Klebevorgang wie bei einem Mini- oder Maxibeutel bedeutete? Dafür sollte ich wieder Unmengen Wasser heran- und „Spezialmüll“ davonschleppen? Ich war heilfroh, dass jene Zeiten vorbei waren!

Noch deutlicher aber kristallisierte sich heraus: Mein Körper hatte fürs Leben genug von Irrigationen, das zeigte er ganz deutlich! Alles in mir sträubte sich dagegen, erneut täglich literweise Wasser entgegen der natürlichen Peristaltik in mich hineinzupumpen, um den Darm, der doch jetzt freiwillig so wunderbar seinen Dienst versah, zu zwingen, etwas vorzeitig von sich zu stoßen, was evtl. besser in seinem ureigenen Rhythmus gekommen wäre.

Mir wurde schon schlecht, wenn ich nur einen Irrigator sah!

Während der Zeit, die man benötigte, o.g. Wasserplatsch-Prozedur samt Reinigung aller Utensilien durchzuführen, hätte ich ganz ohne Nachhilfe schon den Löwenanteil des „Tagesgeschäftes“ erledigt, dazu noch ganz nebenbei während eines gemütlichen morgendlichen Teestündchens.

Soviel Freiheit wie möglich war das Ziel, auch in den scheinbar äußerlichen Angelegenheiten meines nie alltäglichen Alltags.

Ja, in gewisser Weise sollte sogar noch mehr Freiheit als je zuvor dabei heraus springen!

Stück für Stück eroberte ich mir das Schwimmbad, meine Motorradstrecken und mein Outfit zurück, hatte sogar den Eindruck, die neu zusammengestellten und passend umgenähten Klamotten stünden mir besser als vorher.

[Ich habe schon bei etlichen Menschen mit Behinderung gesehen, dass sie nach dem Motto „Jetzt erst recht!" leben, z.B. Rollstuhlfahrer, die sich perfekt stylen, oder eine blinde junge Frau, die sich von guten Freundinnen beraten lässt, welche Sachen ihr gut stehen, obwohl sie selbst davon gar nichts sieht – und zahlreiche Verehrer anzieht, die ihr versichern, wie toll sie aussieht … So mancher körperbehinderte Mensch ist sportlicher als viele sog. Gesunde:

Eine der für mich beeindruckendsten Menschen ist eine junge Frau, die nach einer Viruserkrankung an Lähmungen leidet – und das „Rollstuhl-Tauchen" erlernt bzw. erfunden und davon anrührend schöne, ja ästhetische Fotos veröffentlicht hat.

Oder mein junger Bekannter Janis, der ohne Arme und Beine auf die Welt kam und eines Tages humorvoll eine Liste erstellte, welche Vorteile dieser Körper habe, z.B. weil er das Händewaschen vor dem Essen sparte, nie Geld für Schuhe ausgeben und auch keine solche putzen müsse etc.

Noch wichtiger als Klamotten u.a. Äußerlichkeiten, wenn auch davon unterstützt, ist das, was man von innen heraus ausstrahlt: Freude, Selbstvertrauen, Stärke, vielleicht sogar Liebe. So etwas ist kaum manipulierbar, weder vor sich selbst, noch vor anderen.

Es mag jetzt vielleicht sonderbar klingen, dass ausgerechnet ich, die nie viel auf so etwas geachtet hat, von sich selbst sagt: Ich fühle mich jetzt „attraktiver" und stärker als je zuvor, und das mit all den Macken und nicht gerade jünger werdend. Zunächst führte ich das auf einen gewissen Stolz darauf zurück, letztendlich doch noch alles überstanden zu haben. Erst später kam mir der Gedanke: Es mag tatsächlich auch daran liegen, dass der „Steinbauch" weg ist, der mich immer nach vorne gezogen und mich in meiner Haut hat unbehaglich fühlen lassen. Solch eine Beeinträchtigung mag man in Bezug auf die „Ausstrahlung" nicht unterschätzen, auch wenn es mir erst jetzt, da ich den Unterschied erlebe, auffällt.

Es ist fast nicht zu glauben, aber als wir kürzlich in unserer Familie stutzig wurden, weil Mutter zu schrumpfen und ich zu wachsen schien – wir waren früher annähernd gleich groß gewesen, während ich jetzt sichtlich von oben auf sie herabschaute – und daraufhin die Körpergrößen nachmaßen, stellte sich tatsächlich heraus, dass ich jetzt mindestens 2 – 3 cm größer als mit 20 oder 30 Jahren bin. Sicher gibt es irgendeine internistisch-orthopädisch-neuromuskuläre Erklärung dafür; auf jeden Fall fühlt es sich geil an!]

Über Lügner und Gutachter

„Die Duldung von Gewalt
ist genauso schlimm wie ausgeübte Gewalt.
Nicht gegen die Lüge aufzustehen ist
mindestens genauso eine Lüge
wie die Lüge selbst.“
(Om Parkin, Audio-Mitschnitt)

Eine weitere, mir bis dato völlig unbekannte Eigenschaft kristallisierte sich bzgl. meines Bauchanus‘ heraus: Er erwies sich als echtes, unbestechliches Stimmungsbarometer! Früher hätte ich, wenn ich mich in einer bestimmten Weise aufregte oder ein „mulmiges Gefühl“ hatte, allenfalls vielleicht noch etwas mehr Bauchkneifen als sonst bekommen.

[Schließlich heißt es, die Persönlichkeit, das Ego läge im sog. 3. Chakra, assoziiert mit dem „Sonnen-“Nervengeflecht direkt bei der Darmregion.]

Jetzt allerdings fing mein Bauchanus manchmal mitten am Tag, völlig unabhängig vom Speiseplan, an zu arbeiten, wenn mir Dinge aus der Kategorie „ein Schlag in die Magengrube“ geschahen oder gesagt wurden. Seltener geschah dies aufgrund freudiger Ereignisse, eher bei solchen, die man im deutschen Sprachgebrauch mit „sich vor Angst (= bei mir auch bei fassungslosem Ärger) in die Hosen scheißen“ beschreibt, nur dass es statt Hosen in den Beutel ging – äh, sofern einer drauf war.

So vollzog es sich, als Mutter eines Abends im Spätsommer anrief, da sei ein dicker Brief von der Krankenkasse gekommen; wichtige Post macht sie immer nach Absprache auf und liest sie mir am Telefon vor. Stimmt, das hatten wir fast vergessen: Vor etwa acht Monaten hatte ich auf Anraten des Stoma-Beraters die ganze Angelegenheit der Stelle für „medizinische Behandlungsfehler“ gemeldet, in der Annahme, dass gerade die Krankenkasse ein Interesse daran hätte, solche Pfuschereien aufzuklären; schließlich trug sie die Kosten für die ganzen Untersuchungen, die OP und die monatliche Hilfsmittel-Versorgung.

Dass ich selbst ca. 5.000 Euro Rücklagen sowie evtl. eine Arbeitsmöglichkeit als LKW-Fahrer (Ausbildungskosten fast 10.000 Euro) verloren hatte und fortlaufend ca. 100 Euro im Monat für Artikel bezahlte, die die Krankenkasse nicht übernahm, sei hier nur am Rande erwähnt.

Die Schmerzen der vergangenen zwei Jahre und mein beinahe verlorenes Leben hätte sowieso kein Geld der Welt wieder gutmachen können. Blauäugig waren wir davon ausgegangen, die Kunstfehler-Stelle kümmere sich um alles, und wer weiß, vielleicht bekäme ich ja noch etwas von dem Geld zurück?

Dass hierzulande keine amerikanischen Verhältnisse herrschten, wo man wegen der absurdesten Dinge Unsummen von Schmerzensgeldern erstreiten konnte, war klar. In Deutschland ist immer noch der Halbgott in Weiß im Recht, zumal er sich die besseren Versicherungen und Anwälte leisten kann! Im erweiterten Bekanntenkreis sowie in den Medien bekommt man genug solcher Fälle mit, um es gar nicht erst zu versuchen, einem Arzt am Zeug zu flicken.

Ich bin weder gierig noch rachsüchtig. Mein Glaube untersagt mir, mehr materielles Gut von diesem Planeten zu entfernen, als ich wirklich zum Leben benötige, wobei eine begrenzte Rücklagenbildung okay, ja essentiell ist: Man stelle sich vor, mitten im Winter ginge die Heizung kaputt, oder die Dachluke flöge fort, oder Schlimmeres – da können locker mal auf einen Schlag mehrere tausend Euro draufgehen.

Es hätte also eine große Erleichterung bedeutet, meine Rücklagen zurückzuerhalten, die ich so mühsam, Euro für

Euro zusammengespart gehabt hatte. Für die nicht in Geld aufzuwiegenden Schäden würde sich Herr Dipl. med. Ripper ohnehin vor Gott, aber keinem weltlichen Richter verantworten müssen.

Dass Scharlatanerie aber auch einmal den zuständigen Stellen gemeldet würde, das erschien uns sinnvoll. Das aktuelle Schreiben der Krankenkasse, dem ein „Gutachten" des MDK sowie von Herrn Ripper angeforderte Unterlagen beigefügt waren, förderten jedoch einen weiteren Aspekt zutage, der mich aus meiner puren Freude und Dankbarkeit, noch am Leben zu sein und den Anus nicht mehr spüren zu müssen, herausriss:

Rippers Angaben bereits zur „Anamnese" waren demütigend und widerlich, vor allem aber waren es Lügen!

Mutter las vor:

– Die Patientin hätte gesagt, kein Arzt könne ihr helfen …

[Als stünde Ripper am Ende einer ganzen Kette von Ärzten, die ich aufgesucht hätte; dabei war er ja, was den Anus betraf, der erste meines Lebens gewesen. Auch einen Herrn Dr. W., den er hierbei namentlich erwähnte, hatte ich noch nie konsultiert oder auch nur gesehen.]

– Die Patientin hätte erzählt, sie lebte in einem Wohnwagen und klagte deshalb über Hygienemängel.

[Wir hatten tatsächlich über das Wohnmobil gesprochen, allerdings wie modern und ganzjahrestauglich es ausgestattet und wie stolz ich sei, mit wenig Wasser auszukommen; schließlich stammte ich ja aus der Wüste.]

– Die Patientin hätte berichtet, sie führte regelmäßig Fremdkörper in den Anus ein, wohl zum Dehnen (…)

[Bei dieser Aussage blieb mir nicht nur die Spucke weg. Hatte ich richtig gehört?! Das verhasste Analdehnen war doch erst auf den durch seine OP angerichteten Schaden hin nötig geworden, außerdem auf ärztliche Anweisung hin! Fehlte nur noch, dass er behauptete, ich hätte Analsex o.ä. praktiziert!]

– Außerdem pochte er darauf, die Patientin habe vor der Marisken-OP schon eine Fissur gehabt, zudem Blutungen.

[Wie auch immer, mir gegenüber hatte er niemals das Wort „Fissur" in den Mund genommen, und ob man einen einzelnen kleinen Blutstropfen auf dem Klopapier, den ich einmal berichtet hatte, als „Blutungen" bezeichnen konnte, sei dahingestellt.]

Zusammengefasst: Ripper versuchte es so darzustellen, als habe das, was durch seine OP gekommen war, schon vorher bestanden.

[Eine ziemliche Frechheit war auch, dass er den lächerlichen Satz mit dem Blumenkohl, den Äpfeln und Roten Beten als „ausführliche Diätberatung" deklarierte.]

Ich wäre sogar noch bereit gewesen, wenn ich all meine Gutwilligkeit zusammennähme, die o.g. Aussagen wenigstens teilweise als kommunikative Missverständnisse durchgehen zu lassen, denn sie waren in schlechtem Deutsch gehalten, da es nicht Rippers Muttersprache war.

Dennoch fuhr mir die Empörung derart in die Eingeweide, dass mein Bauchanus sofort zu arbeiten anfing, obwohl es Abend war. (Erstaunlich, wie schnell der solche Mengen parat hatte. Dies nochmal zur esoterischen Geiz-Problematik.)

Aber es kam noch doller:

Als Mutter mir die Unterlagen nachschickte und ich die Kartei-Angaben Rippers detaillierter in Augenschein nehmen konnte, fiel auf, dass er Angaben zu den Terminen in der Woche nach der OP gemacht hatte, die gar nicht stimmen konnten:

– Am 10.7.14 war die Marisken-Laser-OP gewesen, die offenbar „OP nach Milligan Morgan" hieß.

Am 11.7.14 sei „Verbandwechsel" (??) vorgenommen worden.

[Wenn damit ein Wund-Kontrolltermin gemeint war, okay. Von meinen Problemen schilderte er nichts.]

– Am 14.7.14 sei ich wiedergekommen, da notierte er: Besserung!

[Wie konnte das sein, wenn ich Samstag, den 12.7.14, bei der Wochenend-Hausarztvertretung und Montag, den 14.7.14, morgens früh in der Notaufnahme des Diakonie-Krankenhauses gesessen bzw. schief gelegen hatte? Geht es einem besser, wenn jemand heulend direkt von der Notaufnahme kommt?!]

– Am 16.7.14 sei ich das letzte Mal beim Ripper gewesen, da hätte er mich rektal untersucht, ohne Befund!

[Wie hätte das sein können? Ich war definitiv am 14.7.14 das letzte Mal bei ihm gewesen – außer inoffiziell etwa vier bis fünf Wochen später, als ich ihn hatte zur Rede stellen wollen, ob er überhaupt wüsste, was er da vermurkst hatte, und er die Dreistigkeit besessen hatte, mir selbst dann noch seine „Lasertherapie" verkaufen zu wollen – bis ich heulend und die Tür ins Schloss werfend davongelaufen war.]

Am 15.7.14 hatte ich doch bereits Aufnahme bei Dr. Lind gefunden, am 18.7.14 den ersten Folgetermin gehabt; beide Male hatte Dr. Lind den schweren Schaden gesehen, diagnostiziert und dokumentiert.

Ich war am 16.7.14 nicht bei Dipl. med. Ripper gewesen, geschweige denn, dass ich an jenem Tag in der Verfassung gewesen wäre, rektal untersucht zu werden – hatte ich Dr. Lind doch beim leisesten Antippen der Afterregion die ganze Praxis zusammengebrüllt!

Schon gar nicht war es möglich, dass ich am 15. und 18.7. schwere Verletzungen aufgewiesen hatte, **dazwischen** aber, am 16.7., „ohne Befund" gewesen sei!

Mir war, als müsste ich mich übergeben: Das konnte sich nicht mehr um sprachliche Übersetzungsfehler handeln – das war vorsätzliche Täuschung!

Als Mutter dann recherchierte, was sich hinter der Bezeichnung „Milligan-Morgan-OP" verbarg, offenbarte sich das ganze Ausmaß des Betrugs: Keineswegs handelte es sich dabei um eine Marisken-Entfernung mittels Laser, sondern um eine OP, die bei Hämorrhoiden 3. bis 4. Grades unter stationären Bedingungen in Spinal- oder Vollnarkose vorgenommen wird. Ausdrücklich handelt es sich dabei um einen Eingriff, bei dem offene, dreieckförmige Wunden zurückbleiben, also nicht vernäht werden, mit einer auf ca. sechs Wochen veranschlagten, sehr schmerzvollen Heilungsdauer, während der großzügig Schmerzmittel verschrieben werden.

Hatte Ripper sich von mir eine Marisken-Laser-Entfernung privat bezahlen lassen, um dann bei der Krankenkasse nochmal eine ganz andere OP in Rechnung zu stellen?

Abgesehen davon, dass ich gar kein Ha-Punkt-Oiden-Problem gehabt hatte, hätte ein solcher Eingriff ja eine Kassenleistung dargestellt. Er hätte in seiner Klüngel-Praxis niemals eine standardgemäße Milligan-Morgan-OP durchführen können, jedenfalls nicht in dem bei mir lt. seiner eigenen Kartei veranschlagtem Rahmen!

Selbst wenn er so etwas ambulant gewagt hätte, müsste er die Anschrift oder die Unterschrift einer Begleitperson vorweisen können, die mich abgeholt und bis zum nächsten Tag beaufsichtigt hätte. Außerdem müssten Verordnungen für starke Schmerzmittel nachvollziehbar sein. Keineswegs hätte er dann nur sechs Tage nach der OP aufschreiben können: „rektal untersucht, OB!"

Und wieso hatten sich nachweislich dicke OP-Fäden in den Wunden befunden?

Wie man es drehte und wendete, er widersprach sich schon innerhalb seiner eigenen Angaben, die wiederum nicht kompatibel mit denen aus Dr. Linds Kartei und erst recht nicht mit meinen eigenen Aussagen waren.

Bei der sog. Anamnese konnte ich zwar nicht beweisen, dass ich solche Dinge niemals gesagt hatte, außer, dass seitens der Krankenkasse wohl nachzuvollziehen sein müsste, dass ich vor dem 10.7.14 weder bei besagtem Dr. W.

noch sonst je bei irgendwelchen Koloproktologen gewesen war, und dass jeder, der mich kannte, hätte bezeugen können, dass ich weder der Unhygiene noch irgendwelchen suspekten analen Praktiken frönte.

[Aber selbst wenn, klammheimlich, dann hätte ich doch so etwas nicht herumerzählt, schon gar nicht beim Ripper. Er hätte ja schreiben können, dass die Patientin ungewaschen in die Sprechstunde gekommen wäre: Selbst wenn's nicht der Wahrheit entsprochen hätte, könnte ich wenig dagegen setzen. Aber nein, er hatte geschrieben, die Patientin selbst habe über „Hygienemängel" geklagt.]

Konnte ich sowas im Raum stehen lassen?!

Jeder, auch ein Arzt, kann ja mal Fehler machen. Dazu kann man stehen, Verantwortung übernehmen, zumal man ja Versicherungen hat, die bei so etwas einspringen.

Ich versuchte seit Jahren, Christ und Sannyasin zu sein, wo der Aspekt des Verzeihens im Vordergrund steht. Fast schon hatte ich meinen Frieden mit der Sache gemacht gehabt;

Hauptsache, ich lebte …

Während ein nicht beabsichtigter Fehler, selbst mit für mich so verhängnisvollen Folgen, noch verhältnismäßig leicht zu vergeben war, funktionierte dies jedoch nicht bei solch schäbigem, hinterhältigem Vorsatz, was die Vertuschungsmanöver betraf, und die Lügen, die mir den Schwarzen Peter in die Schuhe schieben sollten.

Da hatte ich den Schaden und jetzt auch noch die Schmach! Es ging hierbei viel weniger um materielle Verluste, sondern um die Ehre!

Als ich dann auch noch das „Gutachten" des MDK (Medizinischer Dienst der Krankenkassen) las – wohl mehr ein schlechter Witz von Leuten, die weder ihr Arbeitsentgeld noch ihre Titel verdienten! – kübelte mein armer Bauchanus erneut volles Rohr. (Sicher kommt daher die blumige Redensart „auf etwas scheißen"!)

Die beauftragte vorgebliche Ärztin kam in fast allen Punkten zu dem Schluss, dass die Frage, ob ein Behandlungsfehler vorläge und alles, was damit zusammenhing, nicht beantwortet werden könne, weil der beschuldigte Arzt keinen OP-Bericht (nur eine Dokumentation, was nicht dasselbe ist) herausgegeben habe.

Aha, dass das so lief, das hatten weder meine Freunde und Bekannten noch ich gewusst; man lernt ja immer noch Neues dazu: Gutachten werden also grundsätzlich nur auf der Basis der Angaben des verdächtigten Arztes erstellt, und wenn der einfach nicht die dazu erforderlichen Unterlagen herausrückt, ist er aus dem Schneider!

Dass in solchen Fällen der MDK oder die zuständige Krankenkasse dem beschuldigten Arzt entsprechenden Druck machen, ihn ggf. bei der Ärztekammer anzeigen sollten, steht hierbei gar nicht zur Debatte.

Mein eigener Bericht war mit keiner Silbe berücksichtigt worden; Patientenwort hat null Wert.

[In den USA verhält es sich genau anders herum: Patienten können die absurdesten Vorwürfe erheben – die Beweislast, dass er nichts verbockt hat, liegt beim Arzt. Auch manche europäische Länder haben patientenfreundlichere Gesetze als Deutschland.]

Ebenso vermisste ich bei der MDK-Ärztin, dass sie z.B. einmal darauf eingegangen wäre, wieso denn, wenn schon angeblich im Mai 2014 neben einer Mariske auch eine kleine Fissur vorgelegen hätte, der Herr Ripper zwar zwei Marisken weggeschnitten, die Fissur aber unbehandelt gelassen hatte? Während Marisken unter die Rubrik „Kosmetik" fallen, stellen Fissuren eine medizinische Indikation dar, deren Therapie der ersten Wahl in einer Salbe besteht; operiert werden sie erst, wenn sie zu tief und chronisch sind.

Selbst wenn statt Marisken Hämorrhoiden operiert worden wären (die Ripper aber erst am Tag vor der OP erstmals erwähnte – wie hätten die sich denn so schnell seit Mai, wo noch nichts dergleichen „dokumentiert" worden war, zu mindestens Stadium III entwickeln sollen, häh?!), bliebe dieselbe Frage wie oben zu stellen:

Wieso gibt man sich mit Bagatellen ab, während der schwerere Schaden völlig unbehandelt bleibt?

[Das wäre vergleichbar damit, dass ein Mensch mit einem Herzinfarkt oder akuter Blinddarmentzündung ins Krankenhaus kommt, und der Arzt zieht ihm in aller Seelenruhe einen eingewachsenen Fußnagel und lasert eine Alterswarze vom Hals weg.]

Ja, vielmehr: Wieso schnippelt man in der hochkomplexen, empfindlichen Analregion herum, wenn bereits <u>vorher</u> ein Riss da war? Leuchtet es nicht ein, dass das Risiko, dabei noch viel mehr kaputt zu machen, immens wäre?

[Man stelle sich einmal ein Stück Stoff, einen Gummiring oder prallgekochten Reisbeutel oder Folien-Semmelknödel vor, in dem sich bereits ein kleiner Riss befindet: Dann zerrt man daran herum – wird es dabei nicht schneller durchreißen? Oder, was macht die Hausfrau, wenn sie ein altes Bettlaken in viele kleine Putzlumpen zerlegen will, ohne jeden einzelnen mit der Schere ausschneiden zu müssen? Sie schneidet das Tuch am Rand etwas ein, zieht es dann auseinander und reißt es der Länge nach durch.]

Es gab noch mehr Punkte, die von einer Mischung aus Inkompetenz und Faulheit der „Gutachterin" zeugten, doch mögen an dieser Stelle nicht zu viele Details den Blick vom Wesentlichen ablenken.

„Eine Krähe hackt der anderen kein Auge aus", sagt der Volksmund dazu …

„Denn nicht gilt bei Gott: Das Ansehen der Person.", spricht die Bibel (Römerbrief 2,11).

Wie zum Hohn, aber wohl eher, um die mangelhafte Bausubstanz ihres Schriebes zu kaschieren, hatte die

MDK-Ärztin seitenlange 0-8-15-Allgemeininformationen zum Thema Analerkrankungen und deren operative Behandlungen inkl. Literaturliste hintenan gehängt, als hätte sie das irgendwo per Suchmaschine und Knopfdruck aus dem Computer gespuckt. Dies brachte mich nun erst recht auf die Palme, denn, wie gesagt, vera … kann ich mich selbst!

Ich beschwerte mich telefonisch wie ein Rohrspatz schimpfend, dann schriftlich inkl. ausführlicher Begründung bei MDK und der Krankenkasse, insbesondere auch mit der Frage, wieso denn nicht die Dokumentationen der drei Ärzte, die den Schaden fast unmittelbar nach der OP gesehen hatten, namentlich Dr. Lind, berücksichtigt worden waren?

[Dass man mich gar persönlich befragen und das Objekt des Interesses, meinen alten Anus, bei dem eine bis heute mit bloßem Auge sichtbare fette Klaffnarbe auf ein Uhr heraushängt, in Augenschein nehmen würde, war ein ebenso frommer wie unrealistischer Wunsch.

Besagte Narbe, ebenso die etwas verborgenere auf der gegenüberliegenden Seite, befindet sich derart mittig in einem Marisken-Rest, dass sie überhaupt gar nicht anders entstanden sein kann als durch den Laser-Eingriff.

Dr. Lind hatte später auch „Laser-Narben in Abheilung" dokumentiert. Ganz gewiss ist ein Experte wie er auch in der Lage, den Zustand „fünf Tage nach Milligan-Morgan-OP" von zwei tiefen Fissuren zu unterscheiden. Jeder aufmerksame Laie kann sich die entsprechenden Fotos im Internet anschauen und die Unterschiede erkennen.

Auf keinen Fall aber bringt man sich solche Verletzungen ohne Betäubung selbst bei – es würde so barbarisch wehtun, dass man bestimmt das Bewusstsein verlöre. Es soll zartbesaitete Individuen geben, die bereits beim Betrachten des o.g. fast umkippen.]

Ich greife hier aus Gründen der Übersichtlichkeit dem chronischen Verlauf der Geschichte etwas vor, indem ich verrate, dass nach etlichen Wochen ein Schreiben vom

MDK kam, welches im Wesentlichen wiederholte, was bereits in dem alten Wisch gestanden hatte:

Dass sie ohne OP-Bericht nichts aussagen konnten, dass Berichte wie der der Patientin oder des Dr. Lind nicht berücksichtigt würden, und im Übrigen sei das Sache der Juristen.

Man hört ja immer wieder, dass unser sog. „Gesundheitswesen" eigentlich ein krankes Wesen sei. Dass unser sog. „Rechtswesen" von möglicherweise noch größerem Siechtum betroffen sein könnte, dämmerte mir erst allmählich.

„Es ist was faul im Staate Germania", oder so ähnlich hieß es doch bei Shakespeares „Hamlet"?

Über das juristische Sumpfland unseres „Rechtsstaates“

„Wo das Aas ist,
da sammeln sich die Geier“
(Die Bibel, Lukas 17,37/Matthäus 24, 28,
bezugnehmend auf Job, 30, 39)

Ich war ratlos: Nichts hatte die „Kunstfehlerstelle“ für mich getan, außer ein nichtssagendes „Gutachten“ zu besorgen.

[Gut – achten – wörtlich also Positivität (Gutes) und Respekt (Achtung) andeutend, in Praxis aber das genaue Gegenteil davon.]

Der MDK habe ohnehin schon einen schlechten Ruf, erfuhr ich während meiner weiterführenden Recherchen immer wieder von allen Seiten: Grundsätzlich stünden sie dort eher auf Seiten der Ärzte und gegen die Interessen der Patienten, hieß es.

Es gäbe noch eine Möglichkeit, so die Krankenkassen-Dame, ein weiteres kostenloses Gutachten zu beantragen, nämlich bei der sog. „Schlichterstelle“ der Ärztekammer, die auch außergerichtliche Verfahren durchführten.

[Ganz am Rande sei hier eine nachträgliche Information eingefügt: Was der Patient oft nicht weiß: Die Krankenkassen betreiben neben der bereits erwähnten Kunstfehler-Meldestelle auch eine davon unabhängige „Regressabteilung“, welche in meinem Fall ausschließlich die Interessen der Krankenkasse gegenüber dem schlampig oder gar betrügerisch arbeitenden Arzt verfolgt.

Es gelang mir erst nach Fertigstellung dieses Manuskripts, besagter Abteilung telefonisch ein paar Fragen zu stellen. Soweit ich verstanden habe, konnten sie dort erst aktiv werden, nachdem ich dem eingewilligt und sogar mein gesamtes zusammengetragenes Material einschließlich ausführlicher eigener Anmerkungen (die jeden Richter überzeugen müssten) zur

Verfügung gestellt habe.

Befremdet stellte ich fest, dass eine Information außergerichtlicher Art, für die ich allerdings einer Anwältin einiges Geld bezahlt und dies wiederum arglos der Kunstfehler-Meldestellte mitgeteilt hatte, augenscheinlich noch am selben Tag zum PC der in einem ganz anderen Büro sitzenden Regressabteilung der Krankenkasse weitergeleitet worden war.

Außerdem hatte die Privatanwältin, nicht etwa juristisches Personal der Krankenkasse oder des MDK, den Herrn Ripper bei der Ärztekammer angezeigt, weil dieser nach all dem Zirkus um den nicht vorhandenen OP-Bericht nun 60 Euro forderte: dann würde er doch einen aus dem Ärmel zaubern!

Ich mag mich getäuscht haben, aber ich konnte mich des schalen Eindrucks nicht erwehren, dass die Krankenkasse behäbig zusah, wie der Patient mit immensem persönlichen und auch finanziellen Einsatz die Kastanien aus dem Feuer holte, und dann eventuell brauchbare Informationen zu benutzen, um selber ordentlich bei der Versicherung des Arztes abzusahnen, während der Patient, wenn er weder Geld noch Nerven für einen eigenen Prozess hat, ggf. leer ausgeht. Meinen Unterlagen für die Regressabteilung legte ich noch ein patziges Schreiben bei, sinngemäß: Es sei eigentlich nicht meine Aufgabe, Juristen und Ärzten die Recherchen und Denkarbeit abzunehmen, aber hier, bitteschön, wenn Sie daraus nichts machen, selber schuld!]

Der Pferdefuß bei Versuchen, sich ohne großen Aufwand und Streit außergerichtlich zu einigen, besteht darin, dass beide Parteien, also der geschädigte Patient und der beschuldigte Arzt mit seiner Haftpflicht-Versicherung, freiwillig mitarbeiteten – was ich mir nach Kenntnisnahme der im vorigen Kapitel erwähnten Schreiben kaum vorstellen konnte.

Der gute Dr. Horowski (jawohl, der schlaue, zutiefst menschliche Pharma-Fuchs), dem ich aufgeregt von diesen jüngsten Entwicklungen berichtete, dann auch diverse Unterlagen in Kopie zuschickte, meinte, da sei eine Riesenschweinerei geschehen bzw. noch im Gange, und eigentlich hätte ich ein Anrecht auf ein saftiges Schmerzensgeld.

Er wusste, dass ich nicht gierig war, dass der Erlös meiner diversen Öffentlichkeits-Aktivitäten stets für gemeinnützige Zwecke gespendet wurde, dass ich eher hungern und frieren würde, ehe ich einem Pflegevogel eine medizinische Behandlung vorenthielte – nur hätte ich dieses Mal wirklich ein bisschen Unkostenerstattung brauchen können; das wäre vor meinem Gewissen gut vertretbar.

Und ja, gerade weil viele Leute in diesen Zeiten lieber, wenn überhaupt, für andere Dinge als Naturschutz-Projekte spendeten, hätte ich gerne einen Batzen für „meine" Tiere (und Pflanzen) erstritten.

Rippers dreckiges Geld wollte ich gar nicht haben; die einzige Möglichkeit, es reinzuwaschen, bestünde darin, es für Gutes einzusetzen.

Dr. Horowski erklärte sich super-edlerweise bereit, ein „Pro bono"-Gutachten zu erstellen, was einige Zeit in Anspruch nehmen würde. Ich wusste ungefähr, was privat in Auftrag gegebene Gutachten so kosteten, vierstellig in Euro, deshalb wusste ich gar nicht, wie ich ihm danken sollte.

[Eine Kanzlei im Internet empfahl zunächst eine Voreinschätzung, ob sich ein eigentliches Gutachten vornehmen zu lassen lohnte; allein das hätte bereits 600 Euro gekostet!]

Parallel dazu hatte ich bei einem privaten Ausflug einen älteren Anwalt kennen gelernt, der zwar nicht auf Medizinrecht spezialisiert, aber bereit war, sich die Unterlagen zunächst einmal unverbindlich anzuschauen.

In meiner Naivität und dem Bestreben, dass vor irgendeiner Instanz endlich Wahrheit gesprochen werden sollte, glaubte ich wirklich, ich hätte das unverschämte Glück, dass mir die Engel so einen Anwalt wie in der TV-Serie „Der Dicke" geschickt hätten: Dr. Gregor Ehrenberg (gespielt vom leider verstorbenen Dieter Pfaff), ein Experte mit einem großen Herzen, der auch mal arme Mandanten (z.B. einen kleinen Jungen oder einen Obdachlosen) vertrat, ohne ein Honorar zu fordern, und der beharrlich, kreativ und z.T. unkonventionell nach Gerechtigkeit suchte und sie durchsetzte.

Gab es so etwas auch in der Realität?

Leider hatte dieser Herr A.Z. nicht nur eine joviale, sondern auch nicht gerade zügige Art, d.h. wir führten allerlei Privatplaudereien, aber wenig zur Sache. Da man einem geschenkten Gaul bekanntlich nicht ins Maul schaut, durfte ich natürlich nicht drängeln, auch wenn mich die ganze Angelegenheit sehr belastete und nach Entscheidung drängte.

Ich bin überhaupt nicht der Typ, der solche Sachen in Ruhe vertagen kann. Ich scheue keinen echten Kampf, doch das hier, so spürte ich deutlich, war nicht meine Welt.

Überdeutlich war das an der Reaktion meines Bauchanus' zu bemerken, als ich das X-Städter Amtsgericht aufsuchte, wo es einmal pro Woche eine kostenlose Beratungsstunde für arme Schlucker gab, bei der man sich gegen Nachweis von Einkommen und Fixkosten weiterführende „Anwalt-Berechtigungsscheine" bzw. für „Prozesskosten-Beihilfe" ausstellen lassen konnte.

Da fing der Zirkus schon an: Natürlich lag ich deutlich unter der maximalen Einkommensgrenze, aber den Antrag für besagten Schein auszufüllen, das fühlte sich an wie Sozialhilfe zu beantragen, etwas, was ich nie im Leben nötig gehabt hatte. Die spezielle Situation, dass mein Fahrzeug gleichzeitig auch meine Wohnung darstellte, machte die Sache nicht leichter.

Alles musste man angeben: Nachher hätten sie noch meinen Wagen und meine Survival-Ausrüstung gepfändet? Noch schlimmer: Wenn man mich zwingen würde, wieder in eine Mietwohnung bzw. überhaupt in ein festes Haus zu ziehen?! Denn: Auch wenn grundsätzlich jeder hierzulande zunächst mangels Budget auf Staatskosten klagen kann, sofern ein Rechtsanwalt bescheinigt, dass es Aussicht auf Erfolg hat, ist das keine Garantie, dass man tatsächlich auch gewinnt.

Verliert man aber, weil eben Recht und Gerechtigkeit im Reiche des Herrn aller Dinge selten konform gehen, kann man dennoch auf einem mindestens vierstelligen Schuldenbetrag sitzen bleiben, insbesondere den Anwalt & Co.-Kosten des Gegners, die man dann den Rest seines ohnehin schon arg angeknacksten Lebens in Raten abzahlen darf.

Schon die Atmosphäre im Amtsgebäude, die Beschriftungen an den Türen und der moderige Geruch in der Nähe des Gerichtssaales ließen meinen roten Nippel derartig den Beutel vollkotzen, dass er herunterkrachte. Wie wäre es erst auf einer Gerichtsverhandlung …? Am liebsten hätte ich ihn dem Ripper vor die Füße geworfen … Aber nein, auf sein mieses Niveau wollte ich mich nicht herablassen; ich kämpfe nur mit würdigen Gegnern und Methoden, oder für ehrenhafte Ziele!

Bei aller Übelkeit, die mir die Thematik bereitete, war mein Interesse geweckt: Was ist dran an unserem famosen „Rechtsstaat"? Ist es nicht nur eine Farce?

Regiert letztendlich doch nur das „Recht" des Stärkeren, d.h. derjenigen Personen, die Geld, Status und Beziehungen haben? Was ist mit den vielen Menschen, die weder das Budget noch die Nerven noch die nötigen intellektuellen und verbalen Kapazitäten haben, für ihr Recht einzutreten? Egal auf welchem Gebiet, und wenn sie tausendmal alle Indizien und Argumente auf ihrer Seite hätten?

Wie viele Betroffene verzagen, weil Prozesse sich über Jahre und Jahrzehnte hinziehen könne, weil sie spüren, sie stehen das nicht durch, und der Gegner kann immer wieder in Berufung gehen und einen durch alle Instanzen schleifen …?

Gerade im Falle medizinischer Behandlungsfehler ist das besonders tragisch: Handelt es sich doch um Menschen, die viele vermeidbare Schmerzen erlitten, oft dauerhaft ihre Gesundheit, Mobilität und Arbeitsplätze verloren haben. Fast immer hat sich auch ihre finanzielle Situation erheblich verschlechtert, einerseits durch krankheitsbedingte Mehrkosten, andererseits durch Verdienstausfälle und evtl. dauerhaft eingeschränkte oder gänzlich verlorene Erwerbsfähigkeit. (Oder bedenke man erst einmal die Situation einer Familie, die durch Fahrlässigkeit bei der Geburtshilfe nun ein für den Rest seines Lebens behindertes Kind zu versorgen hat.)

Man hört immer wieder von mutigen Menschen, die dennoch versucht haben, um ihr Recht zu kämpfen, sich dann an diesem System der Paragrafen, der Ignoranz und Unmenschlichkeit ihre letzten Zähne ausgebissen haben. Sprich: Ihr letztes Geld und verbliebenes Stück Gesundheit ist den Streitereien zum Opfer gefallen. Womöglich hocken sie mit zerstörten Nerven auf einem gigantischen Schuldenberg, weil sie immer weiter prozessiert haben, in der Hoffnung, irgendwann muss es doch eine Gerechtigkeit geben! Manche versterben, bevor sie ans Ziel gelangen, und evtl. ist es genau das, worauf manche Stellen spekulieren ... Ich kenne persönlich Betroffene, die es aus o.g. Gründen gar nicht erst versucht haben. Warum gibt es für solche Menschen keine unkompliziertere, schnellere Hilfe?

„Wer ewig schluckt, stirbt von innen!“ (wie schon Herbert Grönemeyer in „Jetzt oder nie“ sang).

Da der Anwalt A.Z. sich nicht rührte, nutzte ich die Zeit für weiterführende Recherchen. Egal, was letztendlich in Angriff genommen werden würde oder nicht, ich wollte es jetzt genau wissen! Wahllos klapperte ich Rechtsanwälte für Medizin- und Arzthaftungsrecht aus den Gelben Seiten ab – viel Auswahl gab es dort gar nicht, vermutlich auch nicht die hochqualitativste.

Bei meinen Anrufen kam seitens der Anwaltsgehilfen meistens noch während der ersten Gesprächsminute die Frage, wie es denn um das Honorar bestellt sei?

Ich fragte daraufhin leicht pikiert, wie das gemeint sei?

Ja, ob ich denn eine Rechtsschutzversicherung hätte?

Nein, hatte ich nicht; hätte auch nie geglaubt, dass ich je eine brauchen würde, da ich ja nicht der Typ sei, der einen Nachbarn wegen eines Knallerbsenstrauchs am Maschendrahtzaun oder weil dessen Hund mich freudig angesprungen und meine Hose beschmutzt hat, vor den Kadi zerrt.

Ja, ob ich denn wisse, dass ich dann alles aus eigener Tasche bezahlen müsse? Ich erklärte, dass ich berechtigt sei, Prozesskosten-Beihilfe zu beantragen, doch zuvor müsse ein Jurist das sog. Prozessrisiko einschätzen …

Spätestens ab diesen Stichwörtern kam dann ein hastiges: Ach, nee danke, mit sowas arbeiten wir nicht! Unsere Kanzlei ist ausgelastet, und tschüss!

Puh, das ging ordentlich in die Magengrube bzw. den Beutel … aber spannend, was man da so alles erfuhr! Und wartet's ab: Gott beobachtet und prüft uns durch die Augen der Geringsten!

Meine unermüdliche Mutter entdeckte mehrere kostenlose Nummern im Internet, unter denen man zunächst unverbindliche Beratung erhalten und ggf. später dann gegen Honorar Verfahren abwickeln lassen konnte. Diese Kanzleien seien ausschließlich auf der Seite der Patienten …

Geworben wurde z.T. mit erfolgreichen Urteilen, die man für geschädigte Patienten angeblich erstritten habe, mit Entschädigungen und Schmerzensgeldern in einer Höhe, zu schön, um wahr zu sein.

Eine vorgebliche Anwältin, die ich tatsächlich an den Apparat bekam, quatschte mir etwa eine Viertelstunde lang die Hucke voll, man müsse erst einmal Informationen einholen, schließlich müsse der beschuldigte Arzt ja auch zu Wort kommen dürfen, blah, blah …

Wenn ich etwas nicht ausstehen kann, dann ist es, wenn

Menschen, die mir angeblich helfen wollen, nicht einmal richtig zuhören, um was es überhaupt geht!

Die grundsätzliche Frage lautete doch: Kann der Arzt damit durchkommen, wenn er einfach keinen OP-Bericht hat oder herausrückt, auch wenn meine Dokumente beweisen, dass er lügt?

Die Madame fuhr stereotyp und zunehmend ungeduldig fort mit ihrer Litanei, der Arzt müsse gehört werden, bis mir beinahe der Kragen (pardon, der Beutel) platzte: Bisher war bei allen zuständigen Stellen ausschließlich der Arzt gehört worden! Ob sich die Dame sicher sei, dass sie die Seite der Patienten vertrete?! Und Tschüss!

[Ein klingonisches Sprichwort lautet „Wut macht froh!“ (Marc Okrand). Besser als winseln und heulen!]

Eine Kanzlei machte einen guten Eindruck, aber ich war mir in der Tiefe noch nicht sicher, was überhaupt sein sollte und was nicht? Außerdem sehe ich die Menschen lieber vor mir, erst recht, wenn es um solche gravierenden Angelegenheiten geht; ein ausschließlich via Internet oder Telefon erreichbarer Anwalt kam daher nicht in Frage.

Die meisten, mit denen ich mich besprach, ob private Freunde oder juristisch bewanderte Personen, meinten zwar, das Recht sei voll auf meiner Seite, ohne Rechtsschutzversicherung sei das Risiko aber zu hoch, da man nie wisse, was so alles hinter den Kulissen oder in den Köpfen von Richtern vor sich gehe.

Ich fasste mir ein Herz und rief bei einem Star-Anwalt an, der mir mit persönlicher Referenz empfohlen worden war. Seine Sekretärin erklärte mir zwar freundlich, aber deutlich, dass sie ausschließlich die Ärzte-Seite bzw. Pharma-Firmen vertreten würden.

Ob er denn keine Ausnahme machen könne, fragte ich …? Nein, unmöglich, sonst würden sie keine Aufträge mehr von ihrem üblichen Klientel erhalten, wenn die mitbekämen, dass sie die „Gegenseite“ verträten!

Moment mal, ging es denn nicht um konkrete Einzelfälle, um immer neue, individuelle Parteien, egal ob Arzt, Patient, Krankenhaus oder Pharma-Firma? Fühlte ein Anwalt sich gar nicht mehr primär Recht und Gerechtigkeit, sondern pauschal einer bestimmten „Seite" verpflichtet?! Einer Seite, die er mit allen Mitteln und Tricks vertrat, auch wenn er vielleicht genau wusste, dass sie Dreck am Stecken hatte??

Ich erklärte der Vorzimmer-Dame für ihre Auskünfte dankend, dass ich angesichts solcher Umstände froh sei, kein Anwalt sein zu müssen. Das sei auch nicht nötig, versetzte sie, dafür seien sie ja da …

Und Tschüss.

Fassen wir also in der Essenz zusammen:

1. Herkömmliche Gutachten werden ausschließlich auf der Basis der Angaben des beschuldigten Arztes erstellt, ohne dass es für ihn Konsequenzen hat, wenn er unwahre Angaben macht oder Unterlagen zurückhält. (Er muss auch nicht nachweisen, dass er z.B. sauber und gewissenhaft gearbeitet hat.)

2. Die Juristen ihrerseits benötigen Gutachten, auf die sie sich beziehen können. Es reicht offenbar nicht aus, wenn ein Anwalt sich selbst die Mühe macht, zwei und zwei zusammen zu zählen. (Hat der Patient kein Geld, um seriöse Gutachten in Auftrag zu geben, bleiben ihm nur MDK und die Schlichterstelle, über deren Kompetenz, Willigkeit und Engagement hier nicht weiter spekuliert werden braucht.)

3. Arbeitet der beschuldigte Arzt nicht mit, sondern versucht die Angelegenheit bis zum Ablauf der Verjährungsfrist (= drei Jahre) auszusitzen, hat der Patient keine andere Wahl als zu prozessieren oder aufzugeben.

4. Die Richter ihrerseits sind keine „Fachrichter", also

nicht ausschließlich für medizinische Streitigkeiten zuständig und daher bei der Urteilsfindung auf das angewiesen, was ihnen die Anwälte mehr oder weniger geschickt unter Zuhilfenahme der Gutachten vorkauen.

Fazit: Wenn bereits das Gutachten hohl ist, weil es auf dem Fundament von nachweisbaren Lügen und Unterschlagungen erstellt wurde, hat auch alles, was daraufhin folgt, keine Chance auf Wahrhaftigkeit mehr!

Steht denn nicht schon in der Bibel, dass ein Haus, das auf Sand gebaut ist, weder Standfestigkeit noch Zukunft hat?

Sagt nicht der Volksmund, dass Lügen kurze Beine haben?

Nur in unserem „Rechtsstaat" sieht es so aus: Ein Arzt, der pfuscht und betrügt, braucht nur unwahre Angaben zu machen, die Sache auszusitzen, und kommt damit durch, gefördert durch die Behäbigkeit der eigentlich zuständigen Behörden.

Wie lautet einer meiner Lieblings-Klingonen-Sprüche?

„Man erlangt keine Ehre durch ehrloses Handeln!"

Mein durch alte Songtexte kommunizierendes Unterbewusstsein spielte mir wiederholt eine Sequenz aus „Pistolero" von der Gruppe „Dschingis Khan" vor: „…Da war ihm, als hört' er die Stimme des Vaters: Hör' auf, mein Sohn, du hast zu lang' gehasst! Er schob die Pistole ins Halfter zurück und stieg auf sein Pferd, denn die Jagd war vorbei …".

Aber ich war noch nicht bereit, wirklich hinzuhören.

Die Taube und die Frau mit den langen Zöpfen

„Mein ist die Rache,
redet Gott“
(Conrad Ferdinand Meyer, „Die Füße im Feuer“)

„Dr. Ehrenberg“ gibt es leider nur im Fernsehen; diese Erkenntnis war das Resultat etlicher leidvoller Wochen des Herbstes 2016.

Die Angelegenheit begann bereits wieder, meine Seelenkräfte in ihrer Essenz anzugreifen: Ich wurde meines Lebens nicht mehr froh, solange im Hintergrund diese juristischen Ungewissheiten und ausstehenden Entscheidungen schwelten.

Es mag Personen geben, die so etwas einfach in sich wegstecken; ich gehöre nicht dazu. Am meisten belastete mich die Situation mit dem Anwalt A.Z., der meine dicken Briefumschläge ungeöffnet herumliegen ließ, andererseits ein unangenehm schlüpfriges Verhalten an den Tag legte. Nicht nur aufgrund von Vorerfahrungen mit Stalkern & Co. ist meine Toleranzschwelle hierbei sehr niedrig, vielleicht etwas paranoid, aber, wie sich schon oft bewährt hat, wenn man allein unterwegs ist: sehr gesund! Außerdem hatte ich von dritter Seite her mulmige Stories über den Herrn gehört.

Das konnte einfach nicht so weitergehen: Da hatte ich die schlimme Zeit mit dem kaputten Anus, eine große und ein paar kleine OPs überstanden, hatte gerade angefangen, mir Stück für Stück mein Leben zurückzuerobern – und jetzt bereitete derjenige, der vorgab helfen zu wollen, mir nur noch größere Probleme. Gottlob hatte ich ihm noch nichts unterschrieben, so dass kein Mandats- und damit Abhängigkeitsverhältnis bestand.

Mit größtmöglicher Diplomatie brach ich den Kontakt

ab, nahm wie zum geistigen Ausgleich noch ein schwer behindertes, zwei Wochen junges Taubenküken von seinem Balkon in Obhut, entschuldigte mich äußerlich und innerlich, falls ich ihm Unrecht tat und schob das Ganze auf meine Nerven, die sich nach nichts mehr als nach Ruhe sehnten!

Wenn Tauben in mein Leben traten, hat es mir seit jeher etwas zu sagen gehabt. In diesem September kamen insgesamt vier allesamt junge Exemplare, darunter sogar eine Ringeltaube. Drei von ihnen hatte ich bereits erfolgreich gepäppelt und ausgewildert, doch die kleine Denni (nach dem Stern Denebola) von o.g. Balkon kümmerte trotz bester Aufbaunahrung und zwei Fahrten nach Essen zur Tauben-Klinik dahin. Sie war noch in dem Alter, in dem sich die Kleinen binnen eines Tages auf Menschen als Ersatzeltern umprägen lassen, was die Sache nicht einfacher gestaltete. Sie hatte ein außergewöhnlich missgestaltetes Bein, das später operiert werden sollte, leider offenbar auch innere Krankheiten und Fehlbildungen. Piepsend mit den erst teilweise ausgebildeten Flügeln schlagend bettelte sie mich um Futter an, vertraute mir, doch obwohl ich alles versuchte, dabei bestimmt so viel Geld wie für eine Anwalts-Beratungsstunde investierte, starb sie in der Nacht zum 1. Oktober.

Nur zwei bis drei Wochen bei mir zu Gast gewesen, hatte das Taubenmädchen bereits mein Herz erobert … Nun begrub ich sie in der Nähe in einem wunderschönen Wäldchen, das Herz wie ein Stein in der Brust.

Ich wusste zwar: Alles Leben kehrt wieder, auch das vom Tierreich, doch das änderte erst einmal nichts daran, dass sie gegangen war. Denebolas kurze Existenz hinterließ einen bleibenden Abdruck bei denjenigen Menschen, die ihr begegnet waren.

Ich dachte an die große Not bei den Natur- und Tierschutzprojekten und den bis zum Anschlag voll belegten Gnadenhöfen: Es wäre doch sicher gottgefällig, dafür ein angemessenes Schmerzensgeld zu erstreiten? Würde es sich immer noch um „schmutziges“ Geld handeln, wenn ich nur einen kleinen Teil zur Wiedergutmachung meiner Auslagen behalten und den Rest abgeben würde?

Es sollte doch vor allem nur endlich einmal Wahrheit gesprochen werden; Ripper sollte überhaupt erst erfahren, was er angerichtet hatte!

[D.h., das hatte er ganz sicher schon gesehen, als er die Wunden nähte – nur die letztendlichen Spätfolgen davon nicht.]

Außerdem war Dr. Horowski dabei, ein gepfeffertes Gutachten zu verfassen, in dem er auch bzgl. meiner Zuverlässigkeit, Glaubwürdigkeit u.v.m. eine Lanze für mich brach, und das in seiner Position!

Wer war ich denn, ein Niemand, eine kleine Nervensäge, die in einem Wohnmobil abwechselnd Tauben- und Menschenscheiße wischte?

[Als ich das Gutachten später las, war ich so gerührt, dass ich sagte: Egal, was hier „weltlich“ gesehen daraus wird – solch ein Vertrauen auszudrücken, das schafft eine Verbindung über dieses eine Leben hinaus!]

Ich drehte und wendete die Frage „Prozess oder nicht?“ in mir hin und her, bis ich bald irre daran wurde. Jeder, den ich fragte, gab mir einen sinnvollen Rat, nur mal mehr in diese, mal in jene Richtung.

Was würde Jesus sagen?

Solche markanten Worte wie in Lukas 6.37, 38 bzw. Matthäus 7. 1,2 „Richtet nicht, und ihr werdet nicht gerichtet werden (…). Denn mit dem Maß, mit dem ihr messt, wird euch wieder gemessen werden“?

Oder eher Matthäus 5, 6: „Selig, die hungern und dürsten nach der Gerechtigkeit, denn sie werden gesättigt werden.“

Aber diese Sätze sagten eher weniger darüber aus, wie wir in der Außenwelt damit umgehen, handeln sollen. Wie war das mit dem so essentiellen Aspekt der Vergebung, dem Loslassen und vor allem den inneren Frieden finden?

Ich rang mit mir wie in einem inneren Geisterkampf, ähnlich dem Schlossherrn in Conrad Ferdinand Meyers aufrüttelnder Ballade „Die Füße im Feuer", der an einer Entscheidung pro oder contra Blutrache über Nacht ergraute. Da lockte das Geld für die Tiere … Ein Internet-Anwalt hatte mir so viel in Aussicht gestellt, wie ich unter normalen Umständen in dreißig Jahren nicht abzweigen oder durch Benefiz-Aktionen sammeln könnte (zumal viel Geiz in der Welt grassiert, der nicht umsonst als eine der sog. Todsünden gilt).

Man darf nicht zu gierig sein …

Da war die Angst, trotz aller „guten Karten" und Prognosen verlieren zu können – dann hätte der Ripper mein Leben endgültig zerstört … Nein, das durfte ich nicht zulassen! Dieses Mal lag es ja in meiner Hand, anders als in den Zeiten der medizinischen Odysseen und des Verzweiflungsgeschreies: Ich brauchte nur aufzuhören, an der Sache herumzuzupfen.

Das war die Frage: Hatte ich nur die Wahl, entweder zu klagen und als Resultat davon als verbittertes Nervenwrack zu enden oder aber mit dem innerlichen Gebrodel ob des erlittenen Unrechts und dem Wissen, Chancen verpasst, nichts mehr unternommen zu haben, den Rest meines Lebens herumzulaufen?

Oder würde ich es schaffen, wirklich ehrlich von innen heraus, nicht als aufgesetzte Floskel, zu verzeihen (wobei Rippers nachträgliche Lügen schwerer als die Tat wogen!) und zu vertrauen, dass ich auch ohne zusätzliches Geld weiterhin mein Auskommen haben und Sinnvolles für meine Herz-Projekte unternehmen würde?

Hatte ich es mein Leben lang nicht immer allein aus eigener Kraft geschafft? Konnte ich angesichts meiner Survival-Findigkeit nicht längst verächtlich auf Rippers

„Blutgeld" spucken? Welche Entscheidung wäre vor meinem religiösen Glauben die richtige? Das war mit Abstand die wichtigste Frage.

Denni, dein kurzes Leben war ebenso wenig vergebens wie meine letzten nunmehr fast zweieinhalb Jahre!

„...Und vergib uns unsere Schuld ..."

Es war ein Sonntag, an dem ich ob all dieser Zerrkräfte, die an mir rüttelten, sehr verzweifelt war. Von ferne läuteten die Kirchenglocken. Ich lief in Richtung Friedhof, wo ich mir gelegentlich mal zwei bis drei Flaschen Wasser abzapfte, vergelt's Gott und die Toten dort, und nicht damit rechnete, irgendjemandem zu begegnen.

Das kleine Dorf ohne einen einzigen Einkaufsladen war schon die Woche über wenig belebt; sonntags am frühen Mittag waren die Straßen wie ausgestorben.

Ich rief flehend ein Stoßgebet zum Himmel: Bitte, oh Herr, zeig mir, was sein soll, aber bitte, dass ich es auch jenseits von Zweifel erkenne!

Denn „Zeichen" und vermeintliche „Geschenke des Himmels" wie den Anwalt A.Z. hatte es genug gegeben, aber die waren widersprüchlich, folglich auch nicht alle vom Himmel gewesen.

Neue Erkenntnis: Man braucht nicht blind bei allem zuzugreifen, was sich einem scheinbar wie auf dem Silbertablett darbietet!

Ich ging einige Minuten bergauf, derweil die Tränen nur so rannen. Eine ältere Frau kam die Straße herunter, direkt auf mich zu. Ich kannte sie vom Sehen und Grüßen, wenn wir uns gelegentlich am Zug nach X-Stadt trafen: eine ältere, aber nicht uralte Dame, schlank mit einem langen bäuerlich-traditionell aussehenden Kleid und unglaublich langen hellbraunen Flechtzöpfen (vielleicht auch grau, ich hätte es nicht zu sagen vermocht.)

Sie kam gerade aus der Kirche, schaute mich an, fragte, wie es mir ginge, wohin ich wollte ...?

Äh ja, … zum Friedhof …

Mir fiel ein, dass ich ihr dort auch schon einmal von weitem begegnet war. Prompt fragte sie, wohl mein verweintes Gesicht fehldeutend, was denn da sei, ob ich da ein Grab hätte?

Hm, nein, … ich wolle nur … in Ruhe dort nachdenken, mein Kopf sei so übervoll, und dort oben herrschte immer so eine wunderbare Stille …

Das war nicht wirklich gelogen, denn ich setzte mich dort meistens noch eine Weile auf eine Bank, um die eigentümliche Atmosphäre wertzuschätzen, vielleicht zu beten und nach den Ringeltauben zu sehen. Dass ich es dabei auch auf profanes Wasser abgesehen hatte, genierte ich mich zu erzählen.

Wir kamen ins Gespräch; ich schilderte ihr hinreichend kurz die Lage, auch die Zwickmühle, in der ich mich zu befinden schien, hob sogar den Pullover hoch, beteuerte, es ginge mir ja gar nicht primär um Geld, schon gar nicht für mich, aber darum, dass Gerechtigkeit gesprochen würde …

Sie schaute mich ganz ruhig an und sprach dann den gar seltsamsten aller Gedanken aus:

„Wissen Sie – manchmal ist es besser, auf etwas zu verzichten … und meine Erfahrung ist, dass man dann letztendlich von Gott etwas viel Schöneres bekommt!"

Ich spürte auf einmal: Hier war gerade etwas Wichtiges im Gange! Ich wollte es nicht wirklich wahrhaben, jedenfalls nicht an der Oberfläche, auch wenn das Herz angeschlagen hatte.

Dennoch feilschte ich weiter: „Ja, auf Materielles konnte ich von Kindheit an gut verzichten, aber hier geht es doch um die Wahrheit, die Ehre!"

Die Frau mit den Zöpfen blieb unbeeindruckt, liebevoll und bestimmt zugleich: „Auch darauf kann man verzichten!"

Ich erklärte, während die Tränen wieder zu purzeln begannen, dass genau das für einen wie mich am schwierigsten sei …!

Nach dem Hinweis, ich könne auch einmal etwas anders als im bisherigen Leben machen, wiederholte sie zum dritten Mal: Es sei wichtig, verzichten zu können – und man bekäme von Gott etwas viel Schöneres dafür.

Auf Ehre verzichten, ich?!

Was sollte es denn „Schöneres“ dafür geben? Ja klar, inneren Frieden … aber war das alles? Würde ich denn auf diese Weise wirklich Frieden finden können? Gab es denn etwas Kostbareres als echten inneren Frieden? Gibt es das für Wesen meiner Art?

All dies dachte ich nur, sprach es nicht aus, denn das, was die Frau mit den langen Zöpfen in diesem Moment umwehte, gebot mir zu schweigen.

Da war etwas bei ihr, eine Präsenz, wie sie manchmal, wenn ich offen dafür war, auch in der Stille auf jenem ganz besonderen Friedhof wahrzunehmen war.

Ich bin nicht Aura-sichtig, und doch sah ich, kurz und Unendlichkeit zugleich, ein non-materielles Licht bei ihr, als wenn auch für meine arme Seele für einen Augenblick der Himmel aufreiße.

Vielleicht handelte es sich um dasselbe überirdisch schöne Licht, das die Sterbenden sehen, wenn sie unmittelbar vor ihrem letzten Atemzug endlich ihren Frieden finden …

Wir verabschiedeten uns, nachdem sie mir noch einmal eindringlich versichert hatte, dass die Wahl bei mir alleine läge.

Ich stieg zum Friedhof hinauf, füllte mein Wasser ab und schluchzte wohl eine Stunde lang all meinen Kummer der letzten Jahre hinaus. Ja, hier oben war diese Präsenz …

Die Botschaft war angekommen, ich hatte sie nur noch nicht ganz begriffen.

An jenem Tag wurde der Impuls zu diesem Buch hier erstmals wirklich geerdet: Mehrere Freunde, namentlich zuerst der Gerhard, hatten schon vor einiger Zeit im Rahmen von bunt gemischten Gesprächen solche Bemerkungen wie: „… dann ist aber bald mal ein neues Buch fällig …!“ fallen gelassen.

Allerdings kenne ich den Unterschied zwischen einer eher belanglos dahingesagten, noch nicht wirklich reifen Frage oder Aufforderung und einem unverkennbar echten Impuls aus der Geistigen Welt, oder wo auch immer dies herkommt.

Begegnungen oder Geschehnisse, die sich fast unmittelbar auf ein absolut inbrünstiges, ungeplant herausbrechendes, authentisches Gebet ereignen, haben einem unfehlbar jenseits von jeglichem Zweifel etwas zu sagen – zumindest meiner Erfahrung nach.

[Dies schließt keinesfalls aus, dass es auch Antworten Gottes gibt, die eine deutlich längere Zeit auf sich warten lassen.]

Die Frau mit den langen Zöpfen mussten Engel zu mir geschickt haben – oder mich zu ihr, genau zum rechten Zeitpunkt.

Es gab eine Lösung aus dem Dilemma: Es existierte ein Weg, auf dem ich ohne Risiko, ohne finanziellen Einsatz, ohne eine Hypothek auf meine letzten Habseligkeiten zu laden, vor allem aber ohne einen möglicherweise jahrelangen Nervenkrieg führen zu müssen, die Wahrheit ans Tageslicht bringen könnte.

Eine Option, die vielleicht noch viel mehr Menschen weiterhelfen könnte, als wenn ich einen Prozess hinter verschlossenen Gerichtssaal-Türen führen und vielleicht sogar ein paar tausend Euro für meine Tauben gewinnen könnte.

Ein Pfad, auf dem ich in jedem Falle der lachende Sieger bleiben würde – denn wer zuletzt lacht, der lacht bekanntlich am besten …!

Wenn es nirgendwo sonst möglich war, würde es gerechten Ausgleich in Form dieses Buches geben, vielleicht sogar als eines von vielen stellvertretenden Sprachrohren für jene Anus-Patienten und generell Opfern von Behandlungsfehlern und Gutachtern, die nicht so ein lautes, vorwitziges Mundwerk wie ich haben.

Eine Art „Grundsatzklage" gegen ein in sich krankes System!

Und in meinem Lachen über die Ignoranz in Medizin und Juristerei, in meiner Dankbarkeit für jene, die den Gegenpol zu o.g. darstellten – würde ich endlich Frieden finden!

[Möge Gott mir verzeihen, wenn der Verzicht auf eine gerichtliche Klage bei einer Kanone wie mir doch nicht ganz ohne ein nettes, keines „Feuerwerk" abgeht …

Aber vielleicht will ER es ja auch genauso haben?]

Inzwischen wurde es Mitte November: Solange im Wagen eine derartige Kälte herrschte, konnte ich unmöglich anfangen zu schreiben. Das Geld zum Heizen bzw. Mieten eines Platzes, auf dem das möglich wäre, sollte für den tiefsten Winter reserviert bleiben. Außerdem war gerade die Heizung kaputtgegangen und müsste erst für ein paar hundert Euro repariert werden.

Ich fuhr für ein paar Tage zum Donnersberg, in dessen Nähe ich schon einmal eine wichtige „Offenbarung" im Schlaf empfangen hatte. An diesem heiligen Ort, über den ich seinerzeit erklärt hatte, ich würde erst wieder dorthin zurückkehren, wenn ich entweder wieder gesund sei, oder aber zum Sterben, sah ich eines Morgens beim Aufwachen deutlich vor mir, wohin es dieses Mal gehen würde:

Ein roter Leuchtturm in der Nacht!

Ein verlassener Platz hinter einer Turnhalle und einem Schwimmbad, zur dunkelsten Zeit des Jahres … Ein Spiegelbild des Abgrundes meiner Seele und beinahe aufgegebenen Körpers … aber auch ein Ort der Heilung …

MARSberg!

Ich blinzelte mit meinen körperlichen Augen, obwohl das innere Bild natürlich damit weder zu erkennen noch wegzuscheuchen war.

Konnte das wirklich sein?

Sollte ich etwa ausgerechnet über Weihnachten und Neujahr dorthin zurückkehren, wohin ich mich freiwillig bestimmt niemals mehr begeben hätte?

Es hatte keinen Sinn zu leugnen; die kleine Vision oder Eingebung war unfälschbar: Die dreizehn Heiligen Nächte schreibend in jenem Städtchen an der Diemel zu verbringen, würde sich gewiss sehr inspirierend auswirken, würde alle Düsternis noch einmal konfrontieren … und wenn eben möglich ins Licht schicken.

Okay, dann also auf nach Marsberg!

Epilog

„Hurra, wir leben noch!“
(Song von Milva)

Es ist vollbracht. Kaum zu glauben, ich sitze hier, am selben Ort zur gleichen dunklen Jahreszeit wie vor genau zwei Jahren …!

Die Heizung funktioniert, und vor mir liegt das fertige Manuskript. Der fast neonrote Bilstein-Turm leuchtet wieder auf dem Hügel, der Orion über meiner Tür, wenn gerade kein Schnee fällt.

[Lustigerweise habe ich erst während eines Gesprächs unter der Sammeldusche im Schwimmbad erfahren, dass dieser Turm gar nicht immer rot ist, sondern dass zur Adventszeit, bis in den Januar hinein, irgendetwas von außen herumgewickelt wird, damit er samt besonderer Festbeleuchtung wie eine überdimensionale Kerze aussieht. Da ich immer nur im Novembernebel und Mitt-Winter hier war und bin, kenne ich ihn halt nur so.

Irgendwann im Sommer will ich mal mit dem Motorrad hinauffahren und die Aussicht genießen.]

Die Kirchenglocken zu Weihnachten und Neujahr klangen in meinen Ohren überwältigend wie nie zuvor.

Ich habe Siegrid im Altenheim besucht, laufe dieselben Wege aufrecht und froh, die ich damals nur mit schmerzverzerrtem Gesicht und düsteren Gedanken schleichen konnte.

Tagsüber sind vielerlei Vögel an meiner Futterstelle, auch ein Rotkehlchen. Mit an Gewissheit grenzender Wahrscheinlichkeit ist es tatsächlich noch dasselbe wie vor zwei Jahren, oder ein direkter Nachkomme, mit wunderschöner Brust in der Farbe meiner Wüsten-Heimat, die mich getröstet hat, als ich kein anderes Licht mehr sehen konnte …

Die Frau mit den langen Flechtzöpfen habe ich seit jenem denkwürdigen Sonntag noch nicht wiedergesehen.

Ich bin sicher, dies soll erst dann geschehen, wenn die Entscheidung in mir gefallen und gefestigt ist.

[Es bleibt noch einzufügen, dass mein Taubenmädchen Denni mich indirekt, über meine Saarbrücker Tierschutz-Freunde, zu einer Rechtsanwältin geführt hat, die nicht nur kompetent und erfahren, sondern auch menschlich-mitfühlend engagiert ist.

Eine seltene Kombination, aber es gibt sie, auch in der Ärztezunft, auch unter Juristen. Ich mag es, wenn Menschen sich aufrichtig über Missstände, Unrecht und Gemeinheiten empören. Diese Dame versucht auf außergerichtlichem Wege (der, wie gesagt, leider von der Mitarbeit beider Seiten abhängig ist) etwas zu erreichen, wofür ich nochmal einen einmaligen Betrag gezahlt habe, als Einsatz in einem Roulette, bei dem auf einem unter vielen Zifferfeldern steht: Es gibt doch noch eine Gerechtigkeit auf diesem Planeten.]

[Nachträglicher Zusatz: „Passend" zum Drei-Jahrestag des verhängnisvollen Chirurgenfehlers kam der Bescheid, dass das außergerichtliche Verfahren gegen den Ripper eingestellt wurde, weil dieser auf wiederholte Anschreiben und Mahnungen seitens der Ärztekammer und der Anwältin nicht reagiert hat. So einfach ist das! Der Empfehlung der Anwältin, diesen Arzt wegen Körperverletzung anzuzeigen, bin ich nicht nachgekommen. Außerdem stellte sich heraus, dass der Ripper, nachdem er sich auch noch bei anderen Patienten unbeliebt gemacht hat, auf Nimmerwiedersehen aus der Stadt verschwunden ist.]

[Vielleicht wird das Buch ja auch ein Bestseller (noch nachträglicherer Zusatz: passend zum Vier-Jahrestag erscheint es nun im Handel!) – dann hätten wir endlich einmal ordentlich Substanz für die Lebenshöfe verdient; grins, grins!

Äh, ich meine, nicht dass es mir gar zu erstrebenswert scheint, als „die mit dem kaputten Arsch", anstatt für andere Themen in die Literaturgeschichte einzugehen …

Aber für eine gute Sache lässt man schon einmal die Hose herunter, oder? Wie schon Goethe sagte:

„Ist der Ruf erst ruiniert, lebt es sich ganz ungeniert!"

Die meisten empfinden Schamgefühl für ihren Körper, aber nicht für den Schmutz auf ihrer Seele. „Außen hui, innen pfui". Wenn z.B. ein Anus Praeter doch einmal anfängt, ein gewisses

Trompetenkonzert zu veranstalten, wie sonst das ganze Jahr über nicht (so geschehen ausgerechnet am Geburtstagsabend meiner Freundin Silvia, als weitere Gäste da waren, die ich zuvor noch nie getroffen hatte – übrigens sehr zur Freude der anwesenden Kinder), dann mag das zwar peinlich sein, aber eigentlich braucht man sich nicht für Symptome zu genieren, für die man absolut nichts kann.

Das gilt für Behinderungen aller Art: Schämen sollten sich besser jene, die mit dem Finger darauf zeigen oder hintenherum tratschen! Lieber außen etwas „pfui" aber dafür innen ordentlich „hui"!

Ich möchte an dieser Stelle noch einmal ausdrücklich darauf hinweisen, dass meine Geschichte nur eine von vielen ähnlichen solchen ist, aber dass sich hinter jedem Fall ein Individuum verbirgt. Wir stellen das immer wieder auch in der ILCO-Gruppe fest, dass keiner dem anderen gleicht. Bei der Öffentlichkeitsarbeit für die Menschen mit Bauch-Ausgängen wird z.B. oft vernachlässigt, dass es Betroffene mit Uro-(Urin-)Stoma gibt, dass es einen ziemlichen Unterschied bedeuten kann, ob man ein Ileo- (Dünndarm-) oder Colo- (Dickdarm)-Stoma hat, und dass selbst innerhalb dieser Unterteilungen die Erfahrungen des Einzelnen sehr variieren können.]

Nun, der Schreibprozess hat noch einmal sehr vieles in mir bewegt. Bis dieses Buch hier erscheinen wird, wird der „Fall Ripper" wohl verjährt sein ..., doch ich weiß, dass er, wenn die Zeit gekommen ist, über jedes Detail seines Lebens Rechenschaft ablegen wird, wie jeder von uns – wenn auch nicht mehr vor einem irdischen Richter.

[Die ganze Angelegenheit des im vorigen Kapitel geschilderten inneren „Geisterkampfes" hatte übrigens noch ein gewisses Nachspiel, was meine weitere spirituelle Entwicklung betraf:

Als ich versuchte, insbesondere den religiösen Aspekt dieses Konflikts während einer sog. „Satsang"-Veranstaltung in Köln Ende November darzustellen, also zu einem Zeitpunkt, als die Entscheidung pro/contra Prozess bereits gefallen war, blaffte die Meisterin, die offenbar nicht richtig zugehört hatte, das „sei aber eine unspirituelle Frage", und eine gerichtliche Klage durchzusetzen sei doch im Prinzip „nichts anderes, als wie wenn man Eier holen ginge".

Okay, dachte ich nach einigen blamablen, brüskierten Schrecksekunden, wenn die Dame meinte, dass ein Prozess mit unvorhersehbaren Risiken und zeitlichen Ausdehnungen inkl. potentiellen Gesundheitsschädigungen dasselbe wie Eier einkaufen sei, dann weiß ich ja Bescheid.

Wenn mein wochenlanger Seelenaufruhr rund um die Zentralthemen Vergebung, Loslassen, Verzicht, inneren Frieden (und damit die Liebe) finden und bzgl. des Fundierens, ob man eine Angelegenheit nicht lieber Gott und dem Karma übergeben sollte, eine „unspirituelle Frage" darstellte – und das bei einer „Meisterin", deren Lieblingsschüler oft bis zu einer halben Stunde über ihre Beziehungskisten, Job-Angelegenheiten, Familiengeschichten, Kindererziehung, Erbschafts-Angelegenheiten und Häuserbau reden dürfen – dann hatte Fajiron dort nichts mehr verloren!

Vielleicht waren Christus, die Bibel oder einfach nur gute Freunde dann doch die geistvolleren Gesprächspartner …

Ich hoffe, verehrte Leser, Sie verzeihen mir diesen kleinen Exkurs, doch ich suchte schon immer eine Gelegenheit, das folgende Zitat eines großartigen, unvergessenen Lehrers, der selbst nie als „Meister" angesehen werden wollte, in eines meiner Bücher hineinzubringen; die oben erwähnte Episode hat mir seine Bedeutung erst vollständig vor Augen geführt:

„Sie müssen wahrnehmen, dass das Akzeptieren spiritueller Autorität die Freiheit zerstört. Und ohne Freiheit gibt es kein Beobachten. Wenn Sie auf diese Weise beobachten, zeigt sich im Augenblick des Beobachtens das ganze Wesen der Autorität. Weil der Geist absolut frei ist und enorme Energie und Fähigkeit zum Beobachten hat. In diesem Beobachten gibt es keine Autorität, und das bedeutet Einsicht, und diese Einsicht ist Intelligenz, der Wesenskern des Lernens." (Jiddu Krishnamurti, Saaner Gespräche 1980 „Wenn Freiheit da ist"), vgl. auch Matthäus 23, 8-12]

Ein neu geschenktes Leben beinhaltet i.d.R. innere und äußere Konsequenzen und Veränderungen inkl. dass sich nicht mehr stimmige alte Kontakte lösen und andere dafür erst entstehen.

Wenn ich schreibe, dann ist es beinahe so, als schreibe ich es nur von einer virtuellen Tafel irgendwo aus Zeit und Raum ab, dergestalt, dass jedes Wort gleichzeitig und einander überlappend dasteht.

Meine „Kunst“ besteht also nicht in einer eigentlichen Neuschöpfung, sondern darin, das Ganze in einen zeitlichen Ablauf, in eine sinnvolle Reihenfolge zu bringen. Dazu benötige ich keine weiteren Hilfsmittel außer einem Packen Papier, zwanzig Tintenrollschreiber und einer Dose ausgewähltes Energydrink pro Arbeitstag. Zusammengerechnet sind das sympathische ca. dreißig Euro und zehn Tage Arbeitszeit für das Erst-Skript – eine schöne Investition, verglichen mit einem Gerichtsverfahren.

Stellen Sie sich vor, Sie möchten ein Bild malen, von dem Sie wissen, wie es einmal fertig aussehen soll, aber während des Malprozesses entdecken Sie neue Details, die Ihnen vorher beim Blick auf das Gesamtbild nicht aufgefallen waren.

So ungefähr ging es mir dieses Mal: Nicht nur, dass mir durch hautnahes Heraufbeschwören der Vergangenheit im Kontrast dazu immens wertschätzend bewusst wurde, was für ein Glück ich letztendlich hatte und wie gut es mir heute trotz aller Macken geht.

Es ist vor allem der Aspekt der Dankbarkeit, der mir klarer denn je vor Augen geführt wurde und dem hier Ausdruck verliehen werden möge!

Dankbarkeit gegenüber allen Menschen, die hier mit ihrem wirklichen Namen genannt werden dürfen, dazu noch etliche ungenannte, die mein Leben entweder in kurzen, einmaligen Alltagsbegegnungen oder aus der Ferne, dennoch in kontinuierlicher Präsenz auf die eine oder andere Weise begleitet haben.

Falls den einen oder anderen Leser gewisse wohldosierte, als Stilmittel fast unverzichtbare Kraftausdrücke gestört haben, bitte ich um Nachsicht.

Es ist meine Geschichte, und niemand ist gezwungen, sie sich anzuschauen. Außerdem habe ich im Grunde genommen nur Mozart, einen hoch angesehenen Repräsentanten unserer Kultur, zitiert.

[Vgl. KV 233 „Leck mir den Arsch schön fein und sauber“,
K 560 „Oh, du eselhafter Martin“ (u.a. mit der Zeile:
„Du dummer Paul, ich scheiß dir aufs Maul … “)
K 231/382 C Kanon „Leck mich im Arsch“,
sowie die sog. „Bäsle-Briefe …]

Ich bin sicher, der ehrwürdige Klassik-Musiker (der eindeutige Symptome des Tourette-Syndroms aufwies) hätte auf ähnliche Weise wie ich Spaß an einem Bauchanus. Wahrscheinlich würde er gleich eine ganze Sinfonie darüber komponieren, yeah!

In diesem Sinne wünsche ich Ihnen allen ein frohes Musizieren und vor allem: Bleiben und werden Sie heil, auf allen Ebenen!

Fajiron, Marsberg, 6. Januar 2017

Danke

Allen voran an meinen Eltern für alles, Mutter zusätzlich für ihre gigantische Schreibsklaven-Arbeit, Vater für die Cartoons.

Grüße an meinen Bruder in der Ferne.

Meinen Lebensretter Herrn Dr. Michael Bucher und die lieben Mitarbeiterinnen im Marienhospital Marsberg.

Prof. Dr. Geert Mayer

Dr. Reinhard Horowski

Dr. Eugen Winschewski

Die anonymen „Dr. Lind", die „Hausärztin", „der Hautarzt" und „die neue Zahnarztpraxis"

Dr. Schmidt-Barbo „damit Sie auch morgen noch kraftvoll zuschlagen können"

Dr. Lars-Ulrich Cortes Rosa

Tierarzt-Spezialistenpraxis Dr. Bürckle in Achern

Meine Mitpatienten, ganz besonders Siegrid mit Simone

Zwickau und der alte Professor dort

Herrn Markus Sechtling

Firma Assist

Firma ConvaTec

Frau Geyer und die Werkstatt-Herren von EURAMOBIL

Frau Schäfer und das Sanitätshaus Scherer

Frau Bachelor Physiotherapy Natascha Kruse

die ILCO-Gruppe (die eigentlich URILCO-Gruppe heißen müsste), X-Stadt und bundesweit

Frau M. Pes mit Gesundheits-Studio

Frau Margit Myra Reichel

alle meine Apotheken an diversen Orten, vor allem die Löwen-Apotheke in X-Stadt

Der Herr mit Stoma von der Russland-Reise

Schwester Jenny

Frau J.I. Odry

Franziska und Thomas

Frau Dr. A. E.

Frau Wolle-Keber mit Hund

Familie Schmelzer

Frau B. Haas vom CD-Shop

Hochwürden Hans-Jürgen Allgaier (jetzt auch mein Firm-Pate!)

Hochwürden L. Jakob

Platzwart Gerhard mit Apollo

Meine alte Freundin Evelin aus der Fußgängerzone, stellvertretend für alle Opfer von ungesühnten medizinischen Behandlungsfehlern

Erna und Harry, stellvertretend für alle, die zu viele Schmerzen, Schicksalsschläge und soziale Ungerechtigkeiten erfahren

Jahrmarkt-Kurt und Wohnwagen-Hermann mit Idefix, stellvertretend für alle Armen und Obdachlosen

Eva Schmoeger, unsere unvergessene Club-U40-Mutter, und Dieter Kaul, stellvertretend für alle selbstlos engagierten Selbsthilfe-Aktivisten

Die junge Mutter mit Sohn Auri, ca. 2 Jahre, die mich im Spätsommer 2016 mit frisch operierter Hand und 2 jungen Tauben vom Kassel-Wilh. Bahnhof im Zug nach Frankfurt a.M. traf – stellvertretend für alle, die selbstlos von ganzem Herzen eine Spende geben

Die Stadt Marsberg, insbesondere das Schwimmbad-Personal mit Herrn Kemper & Co.

Die Stadt Rockenhausen

Die Gemeinde Eggingen mit der ganz besonders

MICHAEL verbundenen Kirche St. Gallus im Südschwarzwald

Die Engelbotin mit den langen Flechtzöpfen

Frau Eva-Maria Meindl, Frau Faust, Herr Borkenhagen, Helga E. und Andreas G., stellvertretend für die Natur- und Tierschützer in Saarbrücken und Frau G. Stürmer für das Stadttauben-Projekt Frankfurt

Last aber überhaupt nicht least in unsortierter Reihenfolge meine lieben Freunde aus alten und neuen Zeiten, nah und fern:

Gertrud und Mann, Uta mit Simone, „Biene“ mit Miri und Familie, Johanna E. Ch., Anita, Jutta mit Benno, Silvia mit Amy, H. Wörbach mit Gaby, Birgit mit allen Katzen und Beauty White Pearls, Anni und Gerhard, Iris mit Familie, Wolfgang und Thomas, Malova Nina V., Marga Grimm, Traudel, M. Munk, Ingrid

Mit Grüßen an die Freundlichen, Rücksichtsvolleren unter den Wohnmobil-Fahrern

Denebola/Denni und die große Taubenseele

Toliman, geschlüpft Sommersonnenwende 2017, das neue, „reinrassig“-schwarze Taubenmännchen in meinem Leben, der eine der Denni identische Behinderung hatte und durch eine große, komplizierte Operation gerettet werden konnte; in tiefer Verbundenheit zu Tauben-Mama Sabine Hartmann

In Hochachtung für den dänischen kosmisch-Weisen MARTINUS, dessen Schriften, aus denen ich im Rahmen meiner Bücher gerne und treffend zitiert hätte, mir erst nach Redaktionsschluss begegneten

Über die Künstlerin Miriam Milster

Die Gestalterin des Titelbildes ist 1991 geboren und lebt derzeit in dem kleinen Ort Mandel. Sie ist gelernte Physio-Therapeutin mit Zusatz-Qualifikationen und arbeitet derzeit in Bad Kreuznach. Schon von klein an hat sie gern gemalt, getanzt und gesungen und dies bis heute beibehalten. Sie tanzt in einem Verein; ihre Bilder schmücken das Haus ihrer Familie. So kam es, dass der Autorin wie „zufällig" einige wunderschöne Zeichnungen auffielen, von denen sie bis dato keine Ahnung gehabt hatte, dass sie von Miri stammten. So entstand die Idee, ob sie nicht vielleicht das Cover malen wollte. Neben Landschaftsbildern erstellt sie auch Mangas und Bleistift-Zeichnungen. Neben den Künsten liebt sie ihren Freund, ihren Kater Toulouse, ihre neue Katze Lulu und Bücher. Sie hat bereits das herrliche Titelbild zum vorigen Buch der Autorin „Fajirons Sternenwanderung" geschaffen.

Danke, Miri!

Riesengroßer Dank, Wertschätzung und Respekt für ihre Menschlichkeit, Zuverlässigkeit und ihren Mut an Frau Sabine Allafi und Herrn Dr. M. H. Allafi mit ihrem Glaré Verlag.

Von derselben Autorin:

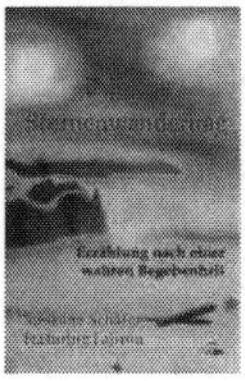

Susanne Schäfer: Fajirons Sternenwanderung

250 Seiten, 17,90 Euro. ISBN: 978-3-930761-93-7

Lise Matteck war schon immer ein merkwürdiges Kind, das ihrer Umgebung und sich selbst viele Rätsel aufgab.
Fremd im eigenen Körper, fremd auf dieser Welt, machte sie sich auf die Suche nach ihrer Identität und Lebensaufgabe.
Erst im fortgeschrittenen Erwachsenenalter erfährt sie die unglaublichen Hintergründe ihrer Herkunft ...

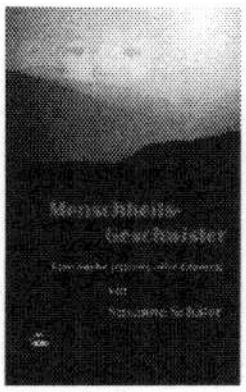

Susanne Schäfer: Menschheits-Geschwister Eine Suche jenseits aller Grenzen

297 Seiten, 15,90 Euro. ISBN: 978-3-930761-69-2

Trotz der vorgeschriebenen Anonymität zwischen Knochemark-Spender und –Empfänger stellt Susanne Schäfer eine geistige Verbindung mit ihrem genetischen Zwilling her. Ihre Suche führt sie zu einem kleinen Jungen im fernen Orient. **„...dass die Menschen über alle nationalen und religiösen Grenzen hinweg miteinander verbunden sind.“ (Gegenwart – Zeitschrift für Kultur, Politik, Wirtschaft)**

Eine Auswahl weiterer Titel:

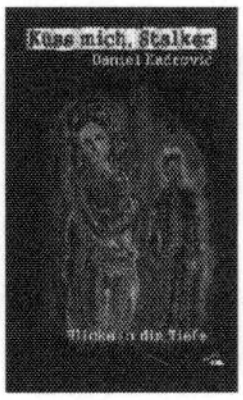

Daniel Hadrović: Küss mich, Stalker

137 Seiten, 12,90 Euro. ISBN: 978-3-930761-91-3

Die intensiv geschilderten schrägen Lebenslagen und Abgründe menschlicher Beziehungen mögen auf den ersten Blick verstören, doch es ist immer wieder dieser unverstellte Blick in die Tiefe, der fesselt und niemanden gleichgültig zurücklässt.
„Das Buch enthält eine unerhörte Botschaft, die zwischen den Seiten hin und her zu knistern scheint.“ (Die Novelle – Zeitschrift für Experimentelles)

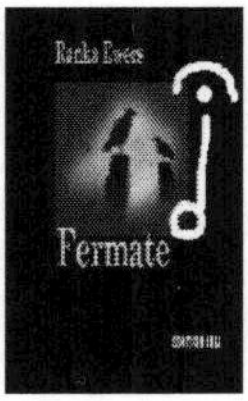

Ranka Ewers: Fermate

Eine Novelle. 110 Seiten, geb. Ausgabe.
16,90 €. ISBN 978-3-938562-00-5

„Was ist eine Fermate?“, hatte Tobias gefragt. Er wach acht damals und voller Eifer für den mütterlichen Musikunterricht. „Jede Note mit dem Punkt und dem Halbkreis darüber musst du ausklingen lassen.“ „Aber wie lange denn?“ – „So lange, bis dir die Luft ausgeht.“
„... ein Tabubruch, gut gemacht ...“ (ekz-Informationsdienst)

Neue Lyrik bei Glaré

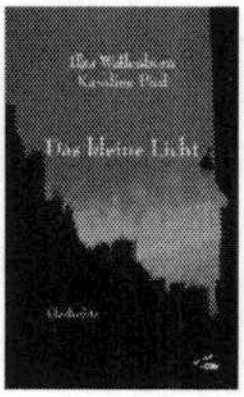

Ilka Wallenborn/Karoline Pied: Das kleine Licht

80 S. 12,00 €. ISBN: 978-3-930761-84-5

Zwei Autorinnen schreiben jede auf ihre Weise vom Weggehen und Ankommen, von Einsamkeit und Zweisamkeit – gefühlvolle Lyrik, die durch ihre Ehrlichkeit besticht.

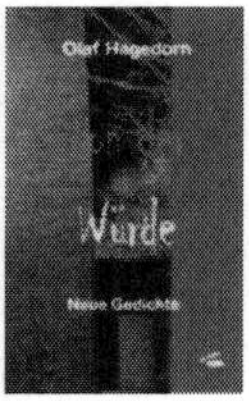

Olaf Hagedorn: Von der Würde

Neue Gedichte. 1456 S. 14,90 €.
ISBN: 978-3-930761-67-8

Die Hoffnung nicht aufgeben, trotz Krieg, Trauer und Gewalt – das Geheimnis hinter dieser Einstellung lassen die feinfühligen Gedichte von Olaf Hagedorn erahnen.

Romane von M.H. Allafi

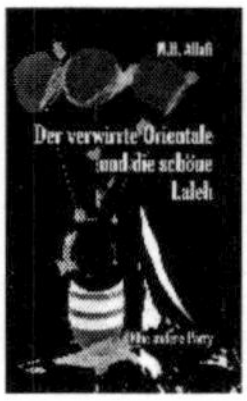

Der verwirrte Orientale und die schöne Laleh

Roman. 214 Seiten, 17,90 Euro. ISBN: 978-3-930761-89-0

Ein in die Welt hinausgeschleuderter Orientale zieht Bilanz. Die Jahre des inneren und äußeren Aufbruchs sind vorbei, aber noch immer brennt in ihm das Verlangen nach einer besseren Welt. Die Träume, die er mit seiner großen Liebe Laleh teilte, sind lebendig wie nie. – **Eine Novelle und 36 poetische Statements. „... Allafi legt gekonnt den Finger in viele ‚richtige' Wunden..." (ekz-Informationsdienst)**

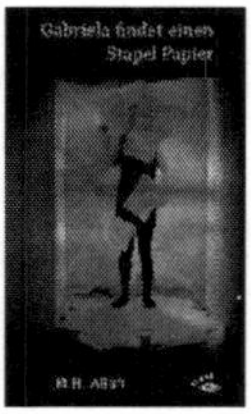

Gabriela findet einen Stapel Papier

Roman. 336 S. 15,90 €. ISBN 978-3-930761-79-1

Der Stapel befindet sich plötzlich vor Gabrielas Tür. Ihr Ex-Mann und ihr Geliebter behaupten, sie hätten darin die Wahrheit gestapelt ... Entgegen dem herrschenden Zeitgeist werfen Hans und Hassan Fragen auf. Entgegen dem resignierten Schweigen der Vielen prangern sie die Verantwortlichen an. Entgegen dem bequemen Ausweichen auf populäre Nebenschauplätze bringen sie die Dinge auf den Punkt.

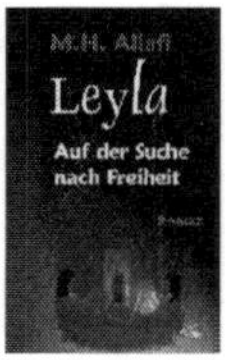

Leyla – Auf der Suche nach Freiheit

Roman. 357 Seiten, 18,00 Euro. ISBN: 978-3-930761-40-1

Die selbstbewusste Iranerin Leyla will nichts mehr mit der legendären orientalischen Leyla und ihrer unerfüllten Liebe zu tun haben. Sie will sie selbst sein, nicht mehr und nicht weniger. Die Freiheit, die ihr dazu fehlt, nimmt sich die junge Frau einfach. Ihr Freund Kaiwan erwidert ihre Liebe aus ganzem Herzen. Doch ausgerechnet als die beiden entgegen jeder Konvention eine wunderbare Nacht miteinander verbracht haben, erhält Kaiwan einen Anruf. Er muss Teheran sofort verlassen... **„eine anerkennenswerte Botschaft..." (ekz-Informationsdienst)**

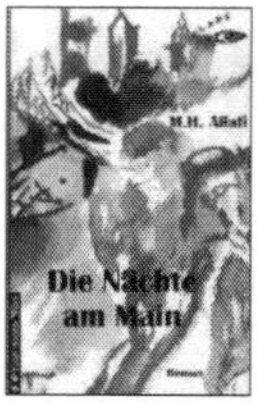

Die Nächte am Main

Roman. 240 S. 15,25 Euro. ISBN: 978-3-930761-10-4

„Der iranische Schriftsteller lässt seine Erzählfigur durch Frankfurt irren wie durch ein unbekanntes Labyrinth. Das ist mal komisch, mal rührend und oft auf eine herbe Weise poetisch." **(FAZ)**

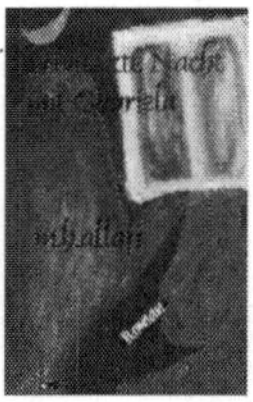

„Nach langen Ehejahren ist Hans aus der Beziehung zu Gabriela ausgebrochen. Er sucht nach einem neuen Lebensinhalt und glaubt, diesen bei der Mystikerin Victoria gefunden zu haben. Victoria jedoch will vor allem ihre Unabhängigkeit. Mit seiner neuen Partnerin Mariam reist Hans in deren Heimatland Iran, doch die Reise wird zur Enttäuschung." **(ekz-Informationsdienst)**

Die letzte Nacht mit Gabriela

Roman. 302 Seiten. 21,50 Euro. ISBN: 978-3-930761-19-7

„... sieht der Autor die Menschen eingeklemmt zwischen einer öffentlich propagierten Moral, ihrer Armut und ihrem Konsumanspruch ..." **(Frankfurter Rundschau)**

Glaré Verlag, der ein Auge hat,
das andere haben Sie!
www.glareverlag.de

GLARÉ